ÉTUDE PHARMACOLOGIQUE

ET PHARMACODYNAMIQUE

SUR

LA TUBERCULINE

ET L'OXYTUBERCULINE

PAR

Le Dr Paul MONDIELLI

LYON
ALEXANDRE REY IMPRIMEUR-ÉDITEUR DE L'UNIVERSITÉ
4, RUE GENTIL, 4

1898

ÉTUDE PHARMACOLOGIQUE

ET PHARMACODYNAMIQUE

SUR

LA TUBERCULINE

ET L'OXYTUBERCULINE

ÉTUDE PHARMACOLOGIQUE

ET PHARMACODYNAMIQUE

SUR

LA TUBERCULINE

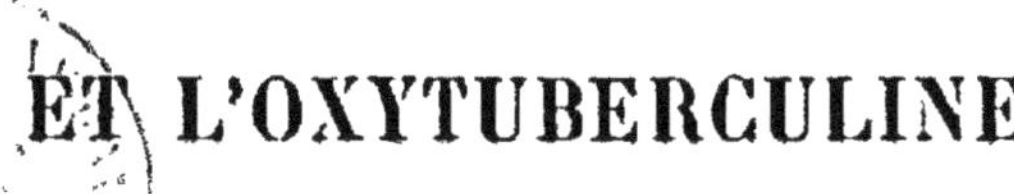

ET L'OXYTUBERCULINE

PAR

Le Dr Paul MONDIELLI

LYON
ALEXANDRE REY IMPRIMEUR-ÉDITEUR DE L'UNIVERSITÉ
4, RUE GENTIL, 4

1898

INTRODUCTION

Le 4 août 1890, à la séance générale du 10e Congrès international de médecine, tenu à Berlin, le professeur R. Koch terminait son discours sur « l'Expérimentation en bactériologie » par la nouvelle, qu'après de longues et pénibles recherches, il avait enfin « trouvé une substance capable de vacciner le cobaye contre la tuberculose et d'entraver non seulement *in vitro*, mais au sein même de l'économie, sans l'influencer défavorablement, la germination du virus tuberculeux ». Ainsi brièvement fut annoncé au monde l'événement que le traitement prophylactique et curatif de la tuberculose du cobaye venait d'être découvert.

Peu de temps après (13 novembre), l'éminent professeur publiait ses essais favorables sur l'homme, et présentait, en outre, son remède comme un précieux révélateur : « L'homme réagit au médicament d'une manière plus sensible que le cobaye ; jamais la réaction n'a fait défaut chez les malades auxquels nous avons pratiqué des injections ; aussi, estimons-nous qu'elles nous seront, à l'avenir, un précieux moyen de diagnostic. Mais bien plus remarquable est l'action du liquide comme agent curatif. Chez tous nos malades, nous avons constaté une amélioration évidente, rapide dans les cas récents, moindre chez les sujets porteurs de lésions avancées : cependant ils furent aussi pour la plupart, passagèrement améliorés...

« Nous croyons pouvoir conclure que le remède est certain contre la phtisie au début et que le point essentiel du traitement nouveau réside dans son institution hâtive. »

Cette communication est aussitôt reproduite dans tous les journaux, scientifiques, politiques ou littéraires. Chacun accueille avec admiration les comptes rendus unanimes des premiers résultats de la méthode. Les observations s'amoncellent, relativement à l'emploi de la lymphe chez les tuberculeux. Malades et médecins accourent à Berlin, les uns pour y trouver un terme à leurs souffrances, les autres impatients de voir de leurs yeux les guérisons merveilleuses. La lymphe, d'ailleurs, fait le tour du globe : de toutes parts on a hâte de vérifier la vertu du remède miraculeux ! La foule est prise d'un enthousiasme indescriptible. Les savants eux-mêmes semblent croire au succès. A l'étranger, en France, on ne marchande pas les éloges à l'auteur de la méthode. La presse allemande se réjouit bruyamment : « c'est la plus grande des découvertes ! »... Hélas ! ces journées inoubliables devaient avoir un terrible lendemain... L'horizon ne tarda pas à s'assombrir.

Dès le 30 novembre, en effet, Cornil, à l'hôpital Laënnec, dans une conférence sur la lymphe de Koch, achève son allocution en formulant des doutes quant à la non-récidive après le traitement.

Le 5 décembre, d'importantes communications, présentées à la Société de médecine de Paris, déclarent illusoires les guérisons et insistent particulièrement sur les dangers du remède.

Le numéro du 7 décembre de l'*International klinisch Rundschau*, rapporte qu'une jeune fille d'Innsbrück vient d'être victime du traitement. Voici enfin, avec Virchow, que l'enquête anatomo-pathologique démontre irréfutablement les méfaits de la lymphe. A l'enthousiasme des premiers jours succédait une panique générale!...

Néanmoins, la découverte de R. Koch marquera, dans l'histoire de la thérapeutique antituberculeuse par les procédés biologiques, l'étape la plus considérable accomplie avant l'année 1890.

« C'est seulement, dit Behring, par leur étroitesse de vue, que des gens en dehors de la science expérimentale, méconnaissent que cette découverte égale celle du bacille tuberculeux. Et quand on aura, plus tard, découvert un remède efficace contre la tuberculose, c'est alors que l'on reconnaîtra ce que nous devons à cet homme auquel, à l'heure actuelle, on reproche presque de nous avoir révélé la tuberculine ».

Depuis 1890, les efforts de la science pour le perfectionnement de la méthode s'échelonnent nombreux jusqu'à ce jour.

On ne tarda pas à concevoir les dangers de l'usage d'un produit complexe, où, peut-être, à côté des substances vaccinantes, existaient plusieurs principes jouissant de propriétés précisément opposées, c'est-à-dire des substances prédisposantes. Il fallait donc *épurer* la lymphe brute, l'affranchir de ces substances nocives.

A cette fin, Koch, le premier, traita sa lymphe par l'alcool absolu, sans obtenir d'ailleurs un avantage bien appréciable.

Hunter, par une dissociation chimique et physiologique de la tuberculine brute, serait parvenu à isoler en elle un principe à la fois rémédial et parfaitement inoffensif.

Klebs a préparé une tuberculine épurée, la tuberculocidine, qui, d'après lui, jouirait d'une vertu thérapeutique très accentuée, sans avoir l'inconvénient de déterminer la moindre réaction générale désagréable.

Koch, ayant poursuivi sans trêve ses recherches sur les produits solubles des cultures tuberculeuses, est arrivé à la préparation d'une tuberculine nouvelle, la tuberculine TR, au sujet de laquelle nous reviendrons longuement.

Maragliano, pour la confection de son sérum antituberculeux bien connu, s'est servi de toxines extraites de cultures de tuberculose par un traitement spécial.

Maragliano a en outre indiqué le mode de préparation d'une tuberculine aqueuse jouissant exactement des propriétés de l'extrait glycériné ou vieille tuberculine de Koch.

Schweinitz et Dorset ont obtenu une tuberculine spéciale avec laquelle on ne verrait pas survenir aussi rapidement le phénomène d'accoutumance relevé pour la lymphe de Koch.

Behring, tout récemment, est parvenu à extraire des cultures de tuberculose une toxine nouvelle.

Hirschfelder, soumettant la tuberculine préparée suivant le procédé de Koch à l'action du peroxyde d'hydrogène, a obtenu un liquide auquel il a donné le nom d'oxytuberculine.

Nous avons étudié, chez l'animal sain et chez l'animal tuberculeux, l'influence de ce produit sur la thermogénèse et les grandes fonctions.

Cette étude constitue le chapitre expérimental de notre travail.

Envisageant l'extrait des cultures de tuberculose ainsi qu'une substance médicamenteuse, notre maitre, M. le professeur Arloing, sous l'inspiration de qui nous avons entrepris cette étude, désirait nous voir rechercher, dans le monceau des documents, les éléments utiles à la rédaction d'un chapitre de pharmacologie et d'un chapitre de pharmoco-dynamie pour chaque tuberculine signalée, brute, épurée ou spéciale. (Par tuberculine spéciale, nous entendons celle dont le mode de préparation diffère sensiblement du procédé indiqué par Koch.)

Malheureusement, en raison de l'étonnante insuffisance des faits expérimentaux, nous n'avons pu qu'imparfaitement satisfaire à ce *desideratum*, sauf en ce qui concerne la lymphe primitive de Koch, la seule à peu près complètement étudiée à ce jour, et l'oxytuberculine avec laquelle nous avons nous-même expérimenté au laboratoire de physiologie de l'École vétérinaire.

Remercions ici le chef des travaux de ce laboratoire, M. le Dr L. Guinard, qui nous a toujours si obligeamment accueilli et guidé dans nos recherches.

A notre Président de thèse, M. le professeur Arloing, qui, pendant la durée de nos études médicales, n'a cessé de nous témoigner un intérêt tout paternel, à ce maître bien-aimé, nous demandons de vouloir bien agréer, avec l'expression de notre profonde et inaltérable reconnaissance, le faible hommage de ce modeste travail.

ÉTUDE PHARMACOLOGIQUE
ET PHARMACODYNAMIQUE
SUR
LA TUBERCULINE
ET L'OXYTUBERCULINE

CHAPITRE PREMIER

PHARMACOLOGIE DE LA TUBERCULINE BRUTE PRIMITIVE DE KOCH

La lymphe de Koch est un liquide brunâtre, de consistance sirupeuse; sa densité est sensiblement égale à celle de l'eau; son odeur rappelle celle de l'ergotine; elle offre une réaction tantôt neutre et tantôt alcaline.

Quelle en est la nature?

Koch ne l'indiqua que fort longtemps après la fameuse communication du 4 août, en janvier 1891, c'est-à-dire à l'époque où l'expérimentation clinique montrait chaque jour davantage les graves inconvénients de ce remède sur lequel on avait fondé tant d'espérances.

Mais on ne dut pas attendre les renseignements émanés de Berlin pour avancer, sur la composition de la lymphe, les hypothèses les mieux fondées.

Depuis les recherches mémorables de Toussaint (1878)

et Chauveau (1879) sur la bactéridie charbonneuse, bientôt suivies des travaux de Pasteur (1881) sur les cultures filtrées de bacilles du choléra des poules, on savait que l'immunité contre les maladies virulentes peut être conférée par les produits solubles extraits des milieux de culture de leurs microbes.

« La tuberculine provient de cultures pures de bacilles tuberculeux », écrivent Buchner et Charrin, alors qu'aucun détail n'a encore été donné sur la méthode de Koch.

Roux et Metchnikoff, dès qu'ils disposent de quelques gouttes de lymphe, remarquent qu'elle offre cette odeur spéciale aux cultures tuberculeuses en milieu glycériné.

Hueppe et Scholl constatent qu'il s'agit de cultures de tuberculose concentrées en milieu liquide peptonisé et glycériné.

La communication de janvier 1891 montra la justesse de ces vues.

Ainsi, le procédé n'était pas neuf; il n'y avait pas dans la méthode de Koch une manière nouvelle d'immuniser et l'auteur n'avait, en somme, qu'ajouté « un fait nouveau à l'histoire des vaccinations par les produits solubles ».

Bien plus, le sentier avait été battu, ailleurs qu'à Berlin, dans le sens même des recherches de Koch et bien avant qu'il eût donné le moindre renseignement sur le mode de préparation du remède.

Bujwid, concentrant dans le vide des cultures de tuberculose en bouillon glycériné, obtenait un liquide capable de produire les phénomènes consécutifs aux injections de tuberculine.

Roux et Metchnikoff, Roux et Nocard, Babès, Crookshank, I. Straus et N. Gamaléia, étaient également arrivés à de semblables résultats, lorsque fut publiée la 3e communication du professeur de Berlin, dans le courant de janvier 1891.

« Dans mon procédé, dit-il, l'agent curatif paraît être une substance soluble abandonnée au liquide de culture par le corps des bacilles. Il s'agissait d'extraire cette substance. J'y suis parvenu à l'aide d'une solution de glycérine à 40 ou 50 pour 100. *Mon remède est donc un « extrait glycériné de cultures pures de la tuberculose.* »

Koch avait ainsi divulgué le secret..., mais d'une façon combien insuffisante encore ! Les indications complémentaires, de plus en plus vivement souhaitées, se firent long temps attendre. Enfin, l'auteur nous apprit qu'il s'était tout d'abord servi de cultures en milieux solides (agar peptonisé et glycériné) ; une fois la culture développée, on la recueillait, on l'arrosait d'une solution de glycérine à 4 pour 100, on réduisait au dixième du volume et on filtrait : c'était la tuberculine. Mais Koch reconnut bientôt qu'il était préférable de cultiver le bacille en milieux liquides : il s'y multiplie plus vigoureusement si l'on a soin surtout de faire flotter à la surface du bouillon quelques parcelles de culture, de manière que leur face supérieure, non submergée, demeure sèche.

Le bouillon employé était un bouillon de veau, faiblement alcalin, contenant 1 pour 100 de peptone et 4,5 pour 100 de glycérine. On ensemençait indifféremment avec des cultures jeunes ou vieilles, maintenues à 38 degrés. Mais les cultures utilisées pour l'extraction des produits solubles n'étaient employées qu'après développement complet, c'est-à-dire au bout de six à huit semaines séulement. On portait alors à 100 degrès, au bain-marie, la totalité de la culture, bacilles et bouillon, et l'on évaporait au dixième du volume. Bien que les bacilles ne résistent pas à une température de 100 degrés aussi longtemps maintenue, on filtrait, pour plus de sûreté, sur porcelaine. La tuberculine ainsi préparée, contenait 40 à 50 pour 100 de glycérine, ce qui en assurait pour longtemps la conservation. Telle est la préparation de la lymphe brute de Koch.

Son étude pharmacologique réclamerait ici une analyse chimique détaillée. Mais toutes les recherches chimiques, ayant porté sur la lymphe épurée et non sur le produit complexe primitif, nous croyons devoir les relater au chapitre consacré à l'étude de la tuberculine purifiée, au risque d'écourter considérablement celui-ci.

CHAPITRE II

PHARMACODYNAMIE DE LA TUBERCULINE BRUTE PRIMITIVE DE KOCH

La tuberculine s'emploie à doses très faibles et, d'ordinaire, 1 à quelques milligrammes, injectés sous la peau des sujets tuberculeux, suffisent à produire une réaction très caractéristique. Au contraire, un sujet sain recevra sans réagir d'une façon bien appréciable d'assez grandes quantités de lymphe. « *Chez l'adulte bien portant* dit le professeur Koch, au cours de sa deuxième communication, la dose active minima est d'environ 1 centimètre cube de la solution au 1/100. A cette dose seulement, le sujet se plaint de douleurs dans les membres et d'une sensation passagère de lassitude; quelques sujets offrent en outre une élévation de température qui peut dépasser 38 degrés. Pour connaitre les symptômes consécutifs à l'injection de 2 centigrammes 1/2, je me suis fait une injection au bras et voici ce que j'ai constaté : trois à quatre heures après l'injection, tiraillements dans les membres, envies de tousser, dyspnée, symptômes qui augmentèrent rapidement. Vers la cinquième heure, frisson très violent, durant presque une heure, accompagné de nausées et de vomissements. La température était de 39°6. Après douze heures, diminution des symptômes. Le lendemain, température normale. Le point d'inoculation est demeuré rouge et légèrement douloureux. »

Korczynski et Adamkiewicz, avec 4 centigrammes, observèrent en même temps qu'une hyperthermie considérable et l'accélération du pouls, de la céphalalgie, de la diarrhée, de la tuméfaction splénique.

Bien que l'on doive, en général, tenir compte de la constitution et de l'âge du sujet, pour l'appréciation de la quantité à injecter, l'expérience a cependant montré que les nouveau-nés sont très peu sensibles à l'action de la tuberculine, et Schreiber a pu leur faire absorber jusqu'à 5 centigrammes de lymphe sans produire chez eux de réaction marquée.

Si maintenant on recherche les effets de la tuberculine *chez l'animal sain*, on constate que la réaction thermique est brusque, de courte durée, hâtive, c'est-à-dire immédiatement consécutive à l'injection, ou, au contraire, tardive.

Cette hyperthermie peut varier de quelques dixièmes à 1 degré ou 1°,5. Quant aux modifications apportées aux grandes fonctions, elles sont insignifiantes.

Après injection de 10 centimètres cubes de lymphe brute, poussée dans la veine jugulaire d'un chien, aucun trouble apparent n'a été observé du côté du pouls et de la pression (Arloing, Rodet et Courmont, Guinard et Artaud). Une injection de 2 centimètres cubes de tuberculine faite dans la veine mésentérique d'un chien s'est montrée complètement inactive et son passage immédiat dans la glande hépatique ne l'a pas rendu plus nocive

(Teissier et Guinard). Le contraire a été observé par ces derniers auteurs à l'occasion de la pneumobacilline et de la toxine diphtérique. Ces toxines injectées par la voie portale sont plus rapidement mortelles qu'après inoculation dans la jugulaire. Les modifications de la respiration sont de même inappréciables (Arloing, Rodet et Courmont, Guinard et Artaud).

On voit en somme que, chez le sujet sain, les injections de tuberculine brute modifient la thermogénèse d'une manière appréciable, déterminent quelques troubles nerveux, mais n'altèrent pas les fonctions circulatoires et respiratoires.

Il en est tout autrement *chez le malade et l'animal tuberculeux* où la lymphe de Koch, à la dose de quelques milligrammes, est un poison dont la réaction caractéristique se traduit par :

A. Des phénomènes locaux,

B. Des phénomènes généraux à l'étude desquels nous allons passer.

A. Il faut bien distinguer d'abord entre action locale et réaction locale. L'action locale consiste en l'ensemble des symptômes appréciables au point même où l'on a pratiqué l'injection, tandis qu'on doit comprendre sous le terme de réaction locale les modifications apportées aux tissus malades sous l'influence du traitement.

L'action locale varie suivant que l'on a affaire à un sujet sain ou à un sujet tuberculeux.

« Un cobaye sain étant inoculé avec une culture pure de bacilles tuberculeux, dit Koch, il est de règle de voir se fermer et guérir en quelques jours la plaie d'inoculation. Dix ou quinze jours ensuite, apparaît un nodule induré qui ne tarde pas à s'ulcérer, ulcération qui persiste jusqu'à la mort de l'animal. Il n'en est pas de même quand on inocule un cobaye préalablement tuberculisé. La plaie d'inoculation commence bien aussi par se fermer, mais au lieu du nodule induré, il se produit au point d'inoculation, dès le lendemain ou le surlendemain, une modification spéciale: durcissement et teinte plus foncée de la région sur un diamètre de 0,5 à 1 centimètre environ autour de la piqûre. Les jours suivants, il se forme une escarre qui laisse en tombant une ulcération plane qui généralement guérit vite. L'inoculation produit donc des effets différents selon qu'il s'agit d'animaux sains ou tuberculeux. Cette action remarquable ne dépend pas des bacilles vivants, car elle est identique avec des bacilles tués par le froid, la chaleur ou les agents chimiques. Je poursuivis mes recherches et je reconnus bientôt que des cultures pures hydratées et stérilisées peuvent être injectées à haute dose sous la peau de cobayes sains sans déterminer d'autres troubles qu'une suppuration locale. Chez le cobaye tuberculeux, au contraire, l'inoculation de quantités très faibles des mêmes cultures amène la mort au bout de six à quarante-huit heures, selon la dose injectée. En diminuant la dose, on arrive à ne plus tuer l'animal, mais on produit toujours la suppuration locale. Si la dose est plus faible encore, et si l'on répète les injections en espaçant de vingt-quatre à quarante-huit heures, l'état s'améliore sensiblement. La plaie d'inoculation se resserre pour se cicatriser définitivement, la tuméfaction des ganglions lymphatiques diminue, les fonctions de nutrition se relèvent et, s'il n'était pas trop avancé, le processus pathologique s'arrête. »

La *réaction locale* a pu être particulièrement bien observée chez les malades atteints de lupus :

« Quelques heures après l'injection poussée sous la peau du dos, écrit Koch, c'est-à-dire en un point éloigné de la région malade, les parties atteintes commencent à gonfler et à rougir : cela augmente progressivement et si bien que le tissu lupique offre finalement par places une teinte rouge brun, puis se nécrose. Lorsque la région lupique est moins étendue, elle apparaît entourée d'une auréole blanchâtre, elle-même circonscrite par une zône rouge vif. Les foyers lupiques sont couverts de croûtes formées de sérum durci à l'air, ces croûtes deviennent des escarres qui se détachent spontanément. Il est essentiel de noter que, seules, les parties malades subissent ces diverses altérations. »

Les autres foyers tuberculeux : ganglionnaires, articulaires, osseux et viscéraux (tuberculose du larynx, du poumon, du péritoine) offrent une réaction locale moins nette et sont, d'ailleurs, à raison de leur siège, plus difficiles à suivre que les cas de lupus.

Koch explique les phénomènes qui se passent au niveau des lésions tuberculeuses, en admettant que la lymphe possède une action nécrotisante : « La tuberculine renferme une certaine proportion de substance nécrotisante. Il en faut une dose relativement forte pour déterminer, dans les tissus d'animaux sains, l'altération des leucocytes et des cellules voisines dont elle cause la mortification en produisant ainsi la fièvre et tout le cortège des symptômes généraux. Chez les tuberculeux, il suffit d'une faible dose pour qu'en des points déterminés, ceux précisément où les bacilles végètent et ont déjà imprégné le voisinage de matière nécrotisante, elle vienne stimuler le processus de nécrose cellulaire. »

Ainsi s'expliquerait, selon Koch, l'influence spécifique exercée par le remède sur le tissu tuberculeux.

Mais l'hypothèse de Koch serait seulement admissible si, dans les viscères d'animaux malades et soumis au traitement, on trouvait les bacilles comme cernés et rendus inoffensifs par une barrière de tissus nécrosés.

Or, le poumon, le foie, la rate de cobayes ou de lapins tuberculeux n'offrent, malgré des injections répétées, aucune trace de nécrose.

Aussi Metchnikoff croit-il que la lymphe, au lieu de produire la nécrose des foyers malades, les place dans des conditions nouvelles qui facilitent leur résistance vis-à-vis des bacilles.

Il s'agirait d'une suractivité des phagocytes, occasionnée par l'inflammation due aux injections, suractivité d'ailleurs démontrée par la facilité avec laquelle ils englobent les grains de carmin. Les phagocytes parviendraient à emprisonner les envahisseurs, à gêner leur développement et leur action destructive.

Les vues de Metchnikoff elles-mêmes n'expliquent pas le mécanisme intime de l'électivité de la lymphe de Koch pour la lésion tuberculeuse. Nous reviendrons sur ce sujet à propos des troubles vaso-moteurs.

B. La *réaction générale* chez les tuberculeux comprend un certain nombre de symptômes que l'on peut grouper sous les huit chefs suivants :

1° Troubles thermiques.
2° — circulatoires.
3° — respiratoires.
4° — digestifs.
5° — nerveux.
6° — vaso-moteurs
7° — sécrétoires.
8° — nutritifs.

1° *Troubles thermiques.*

Quelques heures après l'injection, un frisson vient annoncer le début de la réaction thermique.

La *période d'incubation* chez les animaux est des plus variables, en général de onze à quatorze heures ; mais elle peut être de quarante-huit heures et plus, ou réduite au contraire à quatre, six ou huit heures seulement. Chez les lupeux, elle serait moindre que chez les phtisiques (Prautois), de trois heures environ pour les premiers, de huit à neuf heures pour les seconds. Parfois, une hypothermie légère précède ou suit l'élévation de la courbe thermique. Souvent, sans frisson prémonitoire, la fièvre s'établit brusquement.

« L'apparition brusque et tardive de la fièvre établit que ce trouble n'est pas l'œuvre directe et immédiate de la tuberculine, mais probablement d'une substance pyrétogène qui se forme peu à peu dans l'organisme sous l'influence de celle-là et se trouve, à un moment donné, en quantité suffisante pour allumer la pyrexie. » (Arloing).

Cette hypothèse, déjà soutenue par Arloing au Congrès pour l'étude de la tuberculose, en 1891, tend aujourd'hui de plus en plus à être admise pour l'explication de la période silencieuse qui précède toujours l'explosion de la fièvre consécutive à l'inoculation des différents poisons bactériens ; car il semble bien que l'hyperthermie suivrait de plus près les injections, si la thermogénèse était sous la dépendance immédiate de la toxine elle-même et non pas des produits de néoformation auxquels, sans doute, celle-ci donne naissance au bout d'un séjour variable dans la circulation.

Cette même hypothèse a été reprise par Courmont et Doyon et vérifiée expérimentalement par ces auteurs, à propos de l'hypothermie dans l'intoxication diphtérique et de la période d'incubation qui sépare l'inoculation du virus tétanique de l'éclosion des contractures.

La *période d'ascension* de la fièvre est tantôt courte et le thermomètre monte en deux heures de 37 à 40 ou 41 degrés ; tantôt, au contraire, la température met six à sept heures pour atteindre 40 degrés. D'une façon générale, l'ascension est plus lente chez les tuberculeux que chez les lupiques (Prautois).

La *période d'état* dure peu : au bout de une à trois heures, exceptionnellement de cinq à six heures, commence la *défervescence*. Cette défervescence peut être brusque : la fièvre se dissipe rapidement, en cinq à dix heures ; mais quelquefois on a vu l'hyperthermie se maintenir pendant plus de vingt-quatre heures, persister sans rémission durant plusieurs jours, revêtir enfin la forme rémittente ou même le type intermittent.

D'Arsonval et Charrin expérimentant sur la tuberculine ont observé, à propos de la réaction thermique, qu'elle engendre une diminution de la chaleur cédée au calorimètre et simultanément une température centrale fébrile.

Causes de la réaction fébrile. — Plusieurs hypothèses ont été émises à ce sujet.

Nous avons déjà indiqué à propos de la réaction locale chez les lupiques l'explication proposée par Koch : exagération du travail nécrotique autour des tissus tuberculeux sous l'influence des produits bacillaires, d'où fièvre de résorption.

N. Gamaléia, de même, considère la tuberculine comme « un poison protoplasmique qui produit, suivant la dose, une dégénérescence ou une nécrose des tissus ».

Cette manière de voir serait seulement acceptable si la lymphe n'était pas hyperthermisante chez le sujet sain.

Arloing, Rodet et Courmont se sont d'ailleurs renseignés sur l'influence que peut avoir la présence dans l'économie d'un foyer en voie de nécrobiose sur l'élévation de la courbe thermique : « Pour cela on a pris deux béliers. Sur l'un, on applique une ligature élastique sur le cordon testiculaire ; trois jours plus tard, lorsque les testicules étaient en voie de nécrobiose, on enleva la ligature, puis on observa l'animal pendant dix jours ; l'autre bélier fut laissé intact et observé pendant le même temps. Puis les deux béliers reçurent chacun 4 injections de tuberculine dans le tissu conjonctif sous-cutané de la cuisse. On commença par 5 milligrammes ; on passa à 20 milligrammes ; enfin, tout à coup, on finit par 216 milligrammes. Sous l'influence des injections, la température des béliers s'éleva modérément et sensiblement de la même manière sur les deux animaux. ».

« L'hyperthermie dérive donc probablement d'un autre mécanisme plus général. Il n'est pas invraisemblable qu'elle soit due à la destruction de certains éléments de l'organisme solides ou dissous; mais celle-ci ne demande pas préalablement la nécrose de quelque partie. Si les tuberculeux manifestent plus de réaction que les sujets sains, il n'est pas irrationnel de supposer qu'ils doivent cette susceptibilité à une diminution de la résistance de leurs éléments solides ou liquides aux causes de destruction. On conçoit que les produits de ces altérations agissent sur les centres nerveux thermogènes » (Arloing).

Rosenbach, ne reconnaissant pas à la tuberculine une action spécifique, pense tout simplement que si les tuberculeux réagissent davantage que l'individu sain, c'est que, chez eux, la fièvre s'allume à la moindre occasion.

Buchner admet que l'économie des tuberculeux est sans cesse dans un état d'irritation latente; l'injection de lymphe de Koch viendrait déterminer une recrudescence de l'état irritatif habituel, la fièvre s'ensuivrait.

A. Klein estime que la lymphe de Koch n'a pas une action exclusive sur les foyers tuberculeux; elle agirait principalement sur les microbes phlogogènes (streptocoque pyogène, staphylocoque doré; pneumocoque) si abondants autour des lésions tuberculeuses et qui font de la phtisie une « infection mixte ». La tuberculine activerait leur virulence et favoriserait leur multiplication : d'où, consécutivement, la réaction locale et l'ascension thermique. Mais alors, comment expliquer, observe I. Straus, la détermination habituelle d'une réaction caractéristique chez le cobaye tuberculeux, porteur de lésions relevant uniquement du bacille de Koch, et qui n'offre encore ni cavernes, ni « infection mixte » ?

La réaction fébrile ne fait-elle jamais défaut chez les tuberculeux? — Les expériences faites à Dorpax par Gutmann, à Berlin par Schütz et Rœckl, à Cologne par Sticker, à Copenhague par Bang, à Carlsrühe par Lydtin, celles conduites à l'Ecole vétérinaire d'Alfort et communiquées au Congrès pour l'étude de la tuberculose de 1891, par Barrier, ont établi que la fièvre de réaction manque rarement chez les tuberculeux et qu'elle est généralement nulle chez les bêtes saines.

Bien que, dans la majorité des cas, la règle énoncée par Koch ait donc été reconnue exacte, il y a cependant nombre de tuberculeux avérés chez lesquels la tuberculine ne détermine que peu ou pas de réaction fébrile.

Leyden, Israël, Billroth, Péan, etc., ont signalé de pareils cas; Senator rapporte l'histoire d'une jeune femme atteinte de phtisie assez avancée chez laquelle 25 injections, dont 6 avec des doses de 2 centimètres cubes, ne produisirent même pas une élévation de température de 0,5 de degré au-dessus de la normale. Arloing, Rodet et Courmont ont de même constaté que, chez les animaux tuberculeux, cobayes, lapins ou bovidés, la fièvre peut manquer après injection du médicament.

Hutyra, de Budapesth, et Thomassen, d'Utrecht, sont arrivés aux mêmes résultats que les expérimentateurs lyonnais.

Capitan communique le cas d'un singe tuberculeux n'ayant manifesté aucune réaction, après avoir reçu trois doses successives de 1 milligramme, tandis qu'un autre singe, supposé tuberculeux, réagit à 4 milligrammes de tuberculine.

Pour expliquer les évidentes exceptions que souffre la règle générale, N. Gamaléia invoque l'accoutumance: la tuberculine est inactive, parce que, en pareil cas, l'économie est vaccinée contre l'effet de cette toxine absorbée au niveau des foyers tuberculeux.

Mais cette hypothèse ingénieuse peut-elle rendre compte du fait communément observable de phtisiques à lésions très étendues, qui devraient être saturés de toxine et qui cependant réagissant vivement ?

Finkler et Neumann supposent que, chez les malades insensibles à l'action pyrétogène, il existe un tissu de sclérose périttuberculeuse, mettant obstacle au passage de la lymphe qui, pour déterminer la réaction, doit, par la circulation, pénétrer le tubercule.

La réaction ne se produit-elle que dans le cas de tuberculose? — L'expérience a montré que des sujets en parfait état de santé, ou atteints de maladies autres que la tuberculose, réagissent quelquefois d'une manière intense et avec des doses bien au-dessous de celle de 1 centimètre cube, indiquée par Koch comme limite inférieure. Dans le premier cas, il est vrai, on est toujours en droit d'alléguer l'existence possible de lésions tuberculeuses latentes. Les faits à l'appui du second cas ne seront pas rares.

Billroth a observé la réaction dans l'actinomycose, le ramollissement d'une infiltration actinomycosique et la guérison de la maladie à la suite de l'emploi de la tuberculine.

Les lépreux réagissent à la lymphe de Koch; l'injection de 1 milligramme a parfois suffi pour déterminer chez ces malades, au bout de vingt-quatre heures, les réactions générale et locale (Goldschmidt, Babès, Kalindero). La fièvre, chez les lépreux, apparaîtrait plus tardivement, mais se dissiperait moins vite que chez les tuberculeux.

Les lésions syphilitiques, vu leur ressemblance avec les lésions tuberculeuses, sont, de toutes, celles sur lesquelles le diagnostic, après injection, devrait pouvoir être le moins hésitant. Or, malgré les résultats négatifs de Cornil, il est prouvé que la réaction se fait également dans le cas de syphilis : elle peut être à la fois générale et locale (Neumann, I. Straus et P. Teissier).

On a observé la réaction dans différents autres cas (lupus érythémateux, échinocoque du poumon, etc.).

D'autres substances que la tuberculine ne seraient-elles pas aptes à engendrer la réaction chez les tuberculeux? — « On n'a pas tardé à s'apercevoir que la tuberculine avait des émules », écrit Arloing dans son travail sur les processus réactionnels causés par certains poisons bactériens. « J'ai fait réagir des tuberculeux avec la pneumobacilline. »

Gamaléia, dès 1889, avait remarqué que « les animaux tuberculeux sont très sensibles à l'action du vibrio Metchnikovi ».

Buchner, Rœmer, Klemperer sont parvenus à déterminer, chez les cobayes tuberculeux, des effets analogues à ceux de la tuberculine, en leur injectant les protéines extraites de différentes bactéries.

Max Matthes provoqua de même la réaction chez des lapins ou des cobayes sains ou tuberculeux, par l'injection hypodermique de solutions d'hétéro-albumose, de deutéro-albumose, de peptone. Chez l'homme sain, la dose de 0,05-0,07 de deutéro-albumose cause une légère ascension de température à 37°8, au lieu que, chez les malades, l'hyperthermie atteint 39 et 40 degrés. Chez trois individus porteurs de lupus, non seulement l'injection a occasionné de la fièvre, mais aussi une congestion marquée de la région malade.

D'autres agents encore ont des effets analogues : l'eau salée, par exemple, en injection dans le tissu conjonctif sous-cutané, détermine rapidement une élévation de 1 degré à 2°5. L'ascension commence au bout de 6 heures ; elle est maxima après 12 heures ; elle se maintient pendant 3-4 heures, pour décliner ensuite et atteindre la normale en faisant un ressaut qui survient 24 ou 36 heures après l'injection. Si l'on répète les injections, les effets s'atténuent vite et l'on observe le même phénomène d'accoutumance qu'avec la tuberculine (Hutinel).

2° *Troubles circulatoires.*

Spillmann, Haushalter et Prautois ont bien étudié les variations du pouls, de la pression et du rythme cardiaque, chez l'homme tuberculeux, à la suite des injections de lymphe de Koch.

a) *Pouls.* — Le nombre des pulsations peut monter de 60-70 à 120-130 ; l'ascension est en général rapide, maxima vers la dixième heure où l'on note souvent du dicrotisme. Contrairement à l'ascension, la période de déclin est lente, et il peut se passer plusieurs jours avant que le pouls soit redevenu normal.

b) *Pression.* — On note une hypotension artérielle considérable, déjà signalée par Senator, directement proportionnelle à la fréquence du pouls, mais sans qu'il y ait cependant coïncidence habituelle entre le maximum des pulsations et la pression minima. Ce minima se produit seulement lorsque le pouls est redevenu moins rapide ; quand il est tout à fait normal, l'hypotension peut se maintenir pendant plusieurs jours.

c) *Rythme cardiaque.* — Les contractions du cœur sont moins énergiques et, à l'auscultation, les bruits sont mal frappés, lointains ; un souffle doux tricuspidien, est parfois nettement perçu (Ewald, Prautois), mais il n'est que passager, au contraire d'un souffle d'endocardite persistant, fréquemment noté. On observe enfin quelquefois l'affolement du cœur, des phénomènes d'angine de poitrine, l'arrêt du cœur et des syncopes mortelles.

d) *Appareil vasculaire.* — On constate la dilatation du système capillaire sur laquelle nous reviendrons à l'occasion de l'étude des troubles de vaso-motricité.

e) *Etat du sang.* — L'oxyhémoglobine est souvent diminuée, surtout après des injections répétées (Hénocque). Parfois, et consécutivement alors à une granulie suraiguë, imputable à la mobilisation des bacilles sous l'influence du traitement, on aurait trouvé dans le sang le bacille de la tuberculose (Liebmann, Barbing et Wilson). Mais Guttman, Ehrlich, Cantani, Sacerdoti, poursuivirent sans résultat de nombreuses recherches à ce sujet.

3° *Troubles respiratoires.*

On note souvent une toux fréquente, durant une heure et plus, sèche pour les phtisiques peu avancés, accompagnée d'expectoration due à une hypersécrétion de mucus et, quelquefois d'hémoptysies, chez les porteurs de cavernes. On peut observer de la dyspnée, résultat de la congestion intense qui se produit au niveau des lésions tuberculeuses, mais cependant assez rarement ; d'habitude, même dans les cas de réaction vive, le chiffre et le rythme des mouvements respiratoires demeurent absolument normaux (Prautois).

Contrairement à cette assertion, quelques auteurs, Barrier entre autres, ont noté une variation primitive très appréciable du nombre des respirations chez l'animal tuberculeux.

4° *Troubles digestifs.*

Du côté de l'appareil digestif, les troubles les plus fréquents sont l'anorexie, la sécheresse et l'état saburral de la langue, avec soif ardente, des nausées, des vomissements ; quelquefois de la diarrhée, une coloration subictérique des téguments. On a également signalé l'augmentation de volume du foie et de la rate, pendant l'accès fébrile consécutif à l'injection.

5° *Troubles nerveux.*

Le système nerveux est toujours impressionné. On constate de l'abattement, une courbature générale, des sensations de tiraillement dans les membres et les muscles, de la lourdeur de tête, de la céphalalgie occipito-frontale, parfois de violents vertiges, de l'insomnie, de l'agitation.

Leichtenstein cite le cas d'un malade, qui, pour une injection de 1 centigramme de lymphe de Koch, tomba dans le coma qui dura trois jours puis se dissipa. Jolly a décrit des psychoses, suite de délire : manie des persécutions, etc. Ebstein a observé des accès épileptiformes; on a noté enfin de la mydriase avec paresse de l'accommodation.

6° *Troubles vaso-moteurs.*

La tuberculine, semblable en cela à d'autres toxines microbiennes, en particulier à la toxine diphtérique, possède une action vaso-dilatatrice très nette.

A l'autopsie d'animaux tuberculeux ayant succombé à l'injection d'une dose massive de tuberculine, on constate sous la muqueuse intestinale des traînées hémorragiques. L'appareil pulmonaire devient le siège d'une congestion intense, marquée surtout autour des points malades et Virchow a signalé le développement de certaines pneumonies imputables à l'action du remède. Rappelons également l'hyperhémie si manifeste au niveau des foyers de tuberculose externe. Lorsqu'on fut amené par l'expérience à n'injecter que de très faibles doses de tuberculine, on n'observa plus chez les lupiques cette nécrose des nodules tuberculeux que signalait l'auteur, et les anatomopathologistes constatèrent simplement des phénomènes de phlogose et de diapédèse perituberculeuse.

Cette électivité si remarquable de la lymphe de Koch pour la lésion tuberculeuse, comment doit-on l'interpréter ?

Nous avons dit plus haut que les théories de Koch et de Metchnikoff n'expliquaient pas précisément la nature intime du phénomène.

Bouchard, Arloing, au Congrès pour l'étude de la

tuberculose de 1891, ont mis en lumière la propriété vaso-dilatatrice de la tuberculine.

Pour Arloing, c'est dans cette propriété qu'il faut chercher la cause réellement efficiente de l'électivité. On conçoit en effet que le centre vaso-dilatateur, régissant le domaine vasculaire où se trouve compris le foyer tuberculeux, soit sous le coup d'une hyperexcitabilité constante. Qu'à cet état de demi-fonctionnement vienne s'ajouter l'action vaso-dilatatrice de la tuberculine, et les phénomènes de phlogose se manifesteront localement d'une façon autrement intense que partout ailleurs dans l'organisme.

Faut-il rapporter à l'ensemble des divers produits constitutifs de la lymphe de Koch ou seulement à certains d'entre eux le pouvoir vaso-dilatateur?

Bouchard a isolé dans la tuberculine une substance excitant vivement les centres vaso-dilatateurs et déterminant une congestion active avec diapédèse abondante aux points irrités. Cette substance, qu'il appela ectasine, est la cause de la dilatation des vaisseaux de la papille du nerf optique observée après l'injection intra-veineuse de tuberculine (Bouchard et Galzeowski).

Les poisons solubles sécrétés par le bacille de Koch ne sont pas les seuls, d'ailleurs, à posséder une action vaso-motrice.

Arloing, dans son étude sur les produits de culture du staphylocoque doré, a montré leur influence sur le système nerveux vaso-dilatateur. Cet auteur a constaté « qu'une culture de staphylocoque incapable à elle seule de déterminer la formation d'un abcès véritable dans le tissu conjonctif du lapin, pouvait déterminer la production de pus si l'animal recevait dans le sang le bouillon filtré d'une ancienne culture de staphylocoque. L'action prédisposante des produits du staphylocoque paraît s'être bien exercée dans ce cas par l'intermédiaire du système nerveux; car si l'on coupait tous les nerfs qui se rendaient au point où l'on injectait les staphylocoques on n'obtenait plus qu'un simple phlegmon qui se résolvait en quelques jours.

« On peut se demander si l'action spéciale des substances solubles du staphylocoque, évidente sur le système nerveux, s'accompagne réellement et principalement de l'hyperexcitabilité des centres vaso-dilatateurs.

« Il faut répondre affirmativement à cette question. En effet, si l'on provoque l'activité du centre vaso-dilatateur situé à l'origine du nerf de Cyon, avant, puis après l'imprégnation de l'organisme du lapin avec les produits de culture du staphylocoque doré, on constate que l'excitation du bout central du nerf dépresseur entraîne une diminution de la tension artérielle, plus grande et plus prolongée après l'injection des substances favorisantes dans les veines. Et si, comme corollaire, on excite dans les mêmes conditions les deux bouts du nerf auriculaire du lapin, après l'avoir sectionné, on s'aperçoit que l'action vaso-dilatatrice de ce nerf est accrue surtout dans le bout central.

« Ces expériences témoignent donc en faveur d'une modification de l'appareil nerveux vaso-dilatateur, portant principalement sur les centres. »

Par contre, dans les cultures du *bacillus pyocyaneus*, Charrin a démontré l'existence de produits diminuant l'excitabilité des nerfs vaso-dilatateurs du bulbe et de la moelle. Les travaux ultérieurs de Charrin et Gley, de

Bouchard, sont venus confirmer les faits expérimentaux ci-dessus relatés.

Ce dernier auteur a extrait des cultures du pyocyanique une substance, appelée par lui anectasine, capable de faire contracter les vaisseaux de la papille chez un lapin où ils avaient été préalablement dilatés sous l'influence de l'ectasine.

Cependant il faut noter qu'au bout d'une demi-heure environ, l'ectasine contenue dans la tuberculine reprend le dessus et la dilatation des vaisseaux du fond de l'œil reparaît avec plus d'intensité.

Morat et Doyon ont constaté, chez le lapin intoxiqué par le poison pyocyanique, la suppression de la réaction vaso-dilatatrice du sympathique dorso-cervical, au-dessous du premier ganglion thoracique. L'action vaso-constrictive normale de cette chaîne nerveuse au-dessus du même ganglion était demeurée intacte.

7° *Troubles sécrétoires.*

Ils portent sur l'expectoration et les fonctions sudorale et urinaire.

a) *Expectoration.*— Gutmann, Leichtenstern, Naunyn, Haushalter ont étudié l'action de la tuberculine sur l'expectoration des phtisiques. Deux cas sont à considérer (Haushalter et Prautois) : les malades expectorent ou n'expectorent pas avant le début du traitement. Si le malade n'expectorait pas, l'effet congestif du médicament peut déterminer une expectoration séro-purulente, habituellement dépourvue de bacilles, mais parfois cependant bacillaire. Si le malade expectorait déjà et si ses crachats contenaient ou non des bacilles, l'expectoration peut, après les injections, continuer à en présenter ou n'en pas offrir davantage qu'auparavant. Parfois la richesse bacillaire de l'expectoration est accrue au cours de la réaction; jamais les bacilles ne disparaissent complètement.

Ils ont paru présenter certaines altérations morphologiques (Krentzel, Runkwitz, Amann, etc.), mais on a prouvé dans la suite (Biedert, Neuhauss, Ewald, etc.) que les mêmes altérations peuvent se rencontrer chez les tuberculeux avancés non soumis au traitement.

b) *Sueur.* — Chez l'animal bien portant, les injections de tuberculine ne déterminent aucune action spéciale sur la sécrétion sudorale (Roger et Cadiot, Guinard et Artaud). Mais chez les tuberculeux, les sueurs, d'abord plus abondantes, paraissent ensuite diminuer.

c) *Urine.* — Du côté des fonctions urinaires, on a signalé :

1° la néphrite aiguë avec hématurie et présence de cylindres hématiques, due, soit à l'élimination d'un poison, fabriqué dans le tubercule sous l'influence de la lymphe, soit simplement à la congestion intense amenant l'altération de l'épithélium;

2° la présence ordinairement passagère d'albumine avec des cylindres épithéliaux;

3° l'hémoglobinurie, l'urobilinurie, la peptonurie (Kahler);

4° l'oligurie, en rapport avec la perte d'eau occasionnée par les sueurs.

Quant à l'urée, l'acide urique, phosphates et autres sels, la quantité excrétée en vingt-quatre heures est inférieure à la normale.

8° *Troubles nutritifs.*

On a signalé, sous l'influence des injections de tuberculine aux animaux tuberculeux, une modification des fonctions de nutrition se traduisant quelquefois par une perte de poids pouvant s'élever à 30, 40 et 50 kilogrammes sur un bovidé de poids normal. Chez l'animal sain, au contraire, on a très rarement observé la diminution du poids, d'ailleurs toujours insignifiante.

CHAPITRE III

PHARMACOLOGIE ET PHARMACODYNAMIE DES TUBERCULINES ÉPURÉES ET SPÉCIALES

A. Tuberculine épurée de Koch.

KOCH, avant de livrer à l'usage une tuberculine complète, aurait dû « se souvenir qu'on distinguait déjà en France, parmi les produits solubles des microbes, des substances vaccinantes, des substances non vaccinantes et même des substances prédisposantes... Il aurait pu débarrasser sa lymphe de certains principes jouissant de propriétés opposées à celle qu'il recherchait... ».

Lorsque l'expérimentation clinique et l'observation anatomo-pathologique eurent mis en lumière les méfaits de la méthode, l'auteur comprit l'urgente nécessité de purifier un produit complexe dangereux.

Dans sa communication du 22 octobre 1891, en effet, il nous apprend qu'il s'est efforcé d'isoler, à l'état pur, le principe réellement curatif de la tuberculine.

Dans ce but, il s'est tout d'abord servi de l'alcool absolu. Ayant mélangé une certaine quantité de tuberculine à cinq fois le même volume d'alcool, il obtint un précipité d'apparence cornée, très compact, qui, lavé encore à l'alcool absolu, puis rassemblé sur le filtre et séché dans le vide, donna une masse blanche, spongieuse, facile à pulvériser. Cette poudre, en solution aqueuse, jouit des propriétés de la lymphe brute; mais elle ne renferme pas toute la substance active contenue dans la tuberculine primitive, car le liquide brunâtre, qui reste après évaporation de l'alcool, n'est pas inactif. Il n'y a donc pas de purification parfaite, par ce procédé. Koch, alors, aidé de Proskauer et Brieger, traita sa tuberculine brute successivement par les sulfates d'ammoniaque et de magnésie, la baryte, le carbonate de potasse, l'acide phosphomolybdique, l'acétate de fer, l'acétate de plomb, le noir animal et le tanin. Le tout, sans succès : on ne purifiait pas, on précipitait simplement la tuberculine complète avec le tanin, le noir animal, etc...

Cependant Koch, au cours de ses essais, avait remarqué qu'en mélangeant sa tuberculine brute non plus à cinq, mais seulement à deux ou trois fois son volume d'alcool, il n'y avait plus précipitation de résine brune, mais formation d'un précipité blanc floconneux. En lavant ce précipité par décantation avec de l'alcool à 60 pour 100, jusqu'à ce que celui-ci ne se colore plus, puis en séchant à 100 degrés dans le vide, on obtient une poudre gris clair. La substance ainsi préparée est extrêmement active (dix milligr. de cette tuberculine produisent les mêmes effets que cinq centigrammes de lymphe brute) et d'une action si constante, que Koch se croit en possession d'une tuberculine parfaitement pure.

Facilement soluble dans l'eau, cette « tuberculine purifiée » s'y altère rapidement et perd de son activité au bout d'une à deux semaines. La solution paraît s'altérer surtout quand on la chauffe au bain-marie. La solution de tuberculine pure dans la glycérine à 50 pour 100 est au contraire très stable. Elle peut être conservée intacte plusieurs mois et supporter pendant plusieurs heures un chauffage à 130 et même 160 degrés, dans l'autoclave, sans que, pour cela, son activité ait notablement baissé.

Si l'on verse dans l'alcool absolu une certaine quantité de la solution aqueuse et concentrée de tuberculine purifiée, on voit l'alcool devenir légèrement opalescent, mais il ne se fait aucun précipité. Cette tuberculine n'est donc pas complètement insoluble dans l'alcool. Mais la précipitation de la tuberculine en solution alcoolique se produit immédiatement en présence d'une très faible quantité de sels et, particulièrement, de chlorure de sodium. Lorsque les sels minéraux qui favorisent ainsi la précipitation ont été entraînés par les lavages successifs à l'alcool que nécessite la préparation de la tuberculine purifiée, on ne tarde pas à voir l'alcool de lavage prendre une teinte opalescente : c'est qu'il commence à dissoudre la tuberculine ; il faut alors, par addition de chlorure de sodium, décolorer le liquide opalescent, c'est-à-dire précipiter la tuberculine dissoute, et laver ensuite avec de l'alcool absolu.

La tuberculine purifiée donne les réactions des matières albuminoïdes (biuret, réactif d'Adamkiewicz, réactif de Millon) ; elle est complètement précipitée par l'acide phosphotungstique, l'acétate de fer, le sulfate d'ammoniaque, le tannin. L'acétate de plomb, sans précipiter la tuberculine en totalité, produit cependant un trouble fort prononcé. L'acide acétique détermine également un trouble dans la liqueur et même un léger précipité qui se redissout, il est vrai, dans l'excès d'acide. L'acide picrique, étendu d'eau, donne un précipité floconneux qui se dissout par la chaleur et reparaît par le refroidissement. Les acides chlorhydrique et sulfurique concentrés ou en solution étendue ne produisent pas de précipité. L'acide azotique détermine un précipité qui augmente par le repos et qui, chauffé, donne une solution jaune que l'addition de lessive de soude colore en brun (réaction xantoprotéique).

L'analyse élémentaire de la tuberculine purifiée a donné les résultats suivants :

Carbone	47,02 à 48,13	pour 100
Hydrogène . . .	7,00 à 7,55	—
Azote	14,45 à 14,75	—
Soufre	1,14 à 1,17	—

Cendres. 10,65 (Brieger) à 18,46 et 20,46 pour 100 (Proskauer)

Les cendres sont presque uniquement composées de phosphates de potasse et de magnésie à peu près exempts de chlorures. On y trouve 59,8 d'acide phosphorique pour 100. Cela représente environ 4,3 pour 100 de phosphore. Cette composition, qui éloigne assez la tuberculine épurée des albumines proprement dites et même des caséines, la rapproche des nucléines.

Bien que, par ses caractères chimiques, la tuberculine purifiée se rapproche des albumoses, elle se distingue cependant du groupe des toxalbumines par sa résistance à la chaleur et des peptones en ce qu'elle précipite par l'acétate de fer.

La tuberculine une fois purifiée, il était du plus haut intérêt d'étudier les particularités de son action sur l'homme.

Or, à la suite des expériences pratiquées tant sur le

sujet sain que sur les tuberculeux, Koch dut reconnaître que les effets consécutifs aux injections de tuberculine purifiée ne diffèrent pas sensiblement de ceux que détermine la tuberculine brute : « La tuberculine purifiée, écrit l'auteur, se montre seulement, à dose égale, quarante fois plus active. »

« C'est beaucoup dire en peu de mots. » (E. Roux.)

B. Tuberculine épurée de W. Hünter

W. Hünter a essayé, par une dissociation chimique et physiologique, d'assigner aux différents principes constitutifs de la tuberculine brute de Koch l'action propre à chacun d'eux. D'après lui, les substances constitutives de la lymphe seraient, par ordre d'importance :

1° Des albumoses (proto-albumoses, deutéro-albumoses, hétéro-albumoses et, occasionnellement, traces de dysalbumoses);

2° Des alcaloïdes, restés dissous dans la tuberculine traitée par l'alcool absolu puis filtrée, mais qui, par addition de chlorure de platine, donnent un précipité lourd;

3° Quelques matières extractives mal déterminées;

4° De la mucine;

5° Des sels inorganiques;

6° De la glycérine et des matières colorantes.

Hünter, au cours de ses essais d'épuration de la tuberculine primitive a obtenu différents produits modifiés que nous allons passer en revue.

Modification A. — C'est le précipité total obtenu en traitant 1 centimètre cube de lymphe brute par 10 centimètres cubes d'alcool absolu. Il contient les albumoses, une certaine proportion de sels, de la mucine, de la glycérine, des matières colorantes.

Modification A_2. — C'est le précipité obtenu en traitant 1 centimètre cube de lymphe brute par 7 centimètres cubes d'alcool à 70 pour 100, additionnés de 2 centimètres cubes d'eau.

Modification C. — Obtenue par évaporation du filtrat alcoolique au bain-marie, sans dépasser la température de 40 degrés centigrades, puis par action de l'acide picrique à 0,5 pour 100 sur le résidu.

Modification B. — Résulte de la précipitation des albumoses de la tuberculine par le sulfate d'ammoniaque. Le précipité, repris par l'eau distillée, est rassemblé sur la membrane du dialyseur et placé pendant vingt-quatre heures sous un courant d'eau distillée.

Modification CB. — On l'obtient de la façon suivante : 2 centimètres cubes de tuberculine sont versés goutte à goutte dans 20 centimètres cubes d'alcool absolu ; le précipité lourd est filtré ; on évapore le filtrat sur bain-marie à 40 degrés centigrades, de manière à se débarrasser de l'alcool ; on place le résidu sur le dialyseur et on le reprend avec 12 centimètres cubes d'eau distillée ; on parfait à 20 centimètres cubes en ajoutant 2 centimètres cubes de glycérine, quelques cristaux de thymol, de l'eau distillée en quantité suffisante.

Le produit A_2 posséderait une action pyrétogène moins prononcée que celle du produit A.

Les produits A et C exerceraient l'un et l'autre une action curatrice sur la lésion tuberculeuse. Mais tandis qu'une faible dose de la modification A déterminerait une très nette inflammation locale, parfois fort intense, avec peu ou pas de fièvre, le produit C offrirait des avantages thérapeutiques, serait fortement pyrétogène, mais non phlogogène.

A renfermant une proportion considérable d'albumoses et C contenant surtout des sels, Hünter attribue à ces derniers le pouvoir hyperthermisant.

Le produit B aurait à un degré éminent la propriété d'engendrer la réaction locale et de modifier heureusement les foyers malades, sans donner lieu à la moindre réaction générale.

La modification CB, préférable aux précédentes, joindrait à une valeur rémédiale très marquée, l'avantage considérable, pour Hünter, de n'occasionner ni réaction générale, ni réaction locale.

En résumé, d'après les travaux de Hünter, l'action hyperthermisante serait l'apanage des substances non albuminoïdes, les sels plus particulièrement, tandis que les actions curatives et inflammatoires appartiendraient à certaines albumoses.

La substance curative, elle-même séparable de la substance phlogogène, serait une albumine provenant du corps même des microbes.

La modification CB lui serait redevable de ses effets thérapeutiques.

C. Tuberculine épurée de Klebs ou Tuberculocidine.

Klebs a indiqué la préparation d'une tuberculine modifiée à laquelle il a donné le nom de tuberculocidine, en raison d'une action spéciale exercée sur le bacille de Koch qu'elle réduirait à l'état vacuolaire.

Son procédé consiste à traiter la lymphe brute de Koch par l'alcool absolu, puis à dissoudre le précipité dans l'eau et à le traiter par un mélange d'alcool, de chloroforme et de benzine.

La toxine soluble dans le chloroforme serait mortelle à très faible dose chez la souris. Elle semblerait exercer une action paralysante directe sur le muscle cardiaque.

Exempte des alcaloïdes, auxquels sont attribuables les effets nuisibles de la tuberculine brute, la tuberculocidine posséderait, selon Klebs, la vertu curatrice de la lymphe de Koch sans en avoir les inconvénients. L'auteur cite trois cas de tuberculose osseuse qui furent soumis, dans la prison de Zurich, à deux injections de lymphe épurée par l'alcool et le chloroforme, puis à une troisième injection de tuberculine brute. Tandis que les deux injections de tuberculocidine ne provoquèrent aucun symptôme désagréable, celle de tuberculine brute fut suivie de la réaction alarmante habituelle : vomissement, céphalalgie, etc..... Klebs rapporte également que chez de nombreux lupiques, où la faible dose de 2 milligrammes de lymphe de Koch avait déterminé les plus fâcheux symptômes généraux, l'injection de doses quatre fois plus fortes de tuberculocidine n'éveillèrent aucune manifestation bruyante, tandis que la réaction locale se développait bien typiquement.

L'auteur aurait enfin constaté sur le cobaye la valeur préventive aussi bien que les propriétés thérapeutiques de la tuberculocidine.

Malheureusement, les assertions de Klebs n'ont guère été confirmées par l'expérience, et sa tuberculocidine a partagé le sort des produits similaires antérieurs : elle tomba peu à peu dans l'oubli.

D. Tuberculine TR de Koch

Koch, qui depuis ses premières recherches sur la tuberculine, n'avait cessé d'étudier l'utilisation des cultures de bacilles tuberculeux, pour le traitement de la tuberculose, attirait l'attention sur un produit nouveau, la tuberculine TR.

Koch, traitant les bacilles tuberculeux par la lessive normale de soude à 1/10, obtint un liquide clair, légèrement jaunâtre, qui, examiné au microscope, présentait des bacilles, encore en assez grande quantité, cinq à dix environ, dans le champ visuel : Ces bacilles étaient évidemment morts, car des expériences préalables avaient démontré qu'ils ne peuvent vivre plus de douze à quinze heures dans la lessive normale de soude à 1/10. Koch désigna ce liquide, à cause de sa réaction alcaline, sous les initiales TA.

TA injectée, même à très faible dose, déterminait une réaction de tous points analogue à celle de la tuberculine ; mais cette réaction avait une durée plus longue et la faculté de réagir au liquide était plus longtemps conservée chez les animaux.

Malheureusement, cette préparation offrait un inconvénient qui décida Koch à l'abondonner : à partir d'une certaine quantité injectée, assez forte il est vrai, il se formait, au point d'inoculation, des abcès absolument stériles ne pouvant provenir évidemment que de la présence, dans le liquide, de bacilles tuberculeux morts et non résorbés par les tissus. Il fallait donc s'en débarrasser. A cet effet, le liquide fut d'abord filtré sur porcelaine : les bacilles disparurent, mais, avec eux, il resta sur le filtre une certaine quantité d'une substance colloïde. Or, la préparation ainsi dépouillée, ne provoquait plus la formation d'abcès, mais aussi avait considérablement perdu de son activité primitive.

Koch eut alors l'idée de détruire mécaniquement le corps des bacilles tuberculeux, qui, intacts, résistent à la résorption.

Il avait, quelque temps auparavant, essayé déjà de les dissoudre, en faisant agir sur eux les acides minéraux et les alcalis forts. Au cours de ces expériences, il avait trouvé que les bacilles renferment deux substances chimiques particulières qui ressortissent au groupe des acides gras. Ces deux acides se colorent comme le bacille tuberculeux lui-même. L'un d'eux est soluble dans l'alcool dilué, tandis que l'autre ne se dissout que dans l'alcool absolu et bouillant, ou dans l'éther. Au cours de la coloration, le premier de ces acides se dissout donc dans l'alcool, mais le second, insoluble à froid, constitue la substance qui permet au bacille de fixer la matière colorante.

Au moyen de la lessive de soude bouillante, on peut saponifier l'acide gras, le déplacer lentement, le chasser hors du corps des bacilles sous l'aspect de gouttelettes qui se colorent aisément. Les acides gras, comme le montre l'image microscopique du bacille coloré, forment une couche protectrice continue sur le corps du microbe et sont cause que la résorption du bacille se fait si difficilement. Il s'agissait donc de détruire cette enveloppe protectrice, pour permettre aux bacilles tuberculeux d'être résorbés.

Après de nombreuses tentatives, Koch fut amené à se servir de cultures desséchées. Il les triturait longtemps dans un mortier d'agate avec un pilon de même substance. Il put alors observer que le nombre des bacilles présentant la coloration spécifique diminuait notablement : à la fin, il n'en restait que fort peu.

Pour se débarrasser même de ces derniers, il fit dans de l'eau distillée une dilution qu'il soumit à l'action de la force centrifuge. Le liquide présenta bientôt deux couches : l'une supérieure, opalescente, mais parfaitement translucide et tout à fait exempte de bacilles; l'autre inférieure, boueuse et adhérente au fond du vase. Cette dernière couche fut desséchée, triturée, centrifugée : il se forma encore deux couches, l'une transparente supérieure, l'autre solide au fond du récipient. Cette manipulation fut continuée jusqu'à complète disparition des bacilles.

Kock désigne par le nom de tuberculine O la couche supérieure obtenue par la première centrifugation, et par le nom de TR le résidu de la première opération qu'il soumit ensuite à des opérations successives.

Koch s'assura tout d'abord, par des expériences qui portèrent sur l'animal puis sur l'homme, que les préparations TO et TR, étaient entièrement résorbées et ne provoquaient jamais d'abcès.

Plus tard, il reconnut que si TO se distingue essentiellement de TR, ce dernier liquide et les liquides ultérieurs ne diffèrent pas entre eux. L'addition de 50 pour 100 de glycérine ne modifie pas TO, mais détermine en TR la formation d'un précipité floconneux, blanc, au-dessus duquel se trouve un liquide tout à fait transparent. Cette différence intéressante dans la façon dont se comportent les deux liquides, en présence de la glycérine, indiquait déjà que TR contient surtout les substances constitutives de bacille tuberculeux qui sont insolubles dans la glycérine. Cette donnée fut parfaitement confirmée par la vérification expérimentale.

TO présente des propriétés analogues à celles de la tuberculine ordinaire et de TA (extrait alcalin) avec cette différence que TO ne provoque pas la formation d'abcès, mais jouit par contre d'une valeur immunisante très peu marquée.

TR, au contraire, possède éminemment la qualité de vaccin. L'emploi de doses fortes de ce liquide provoque une vive réaction chez les tuberculeux. Mais son action rémédiale est tout à fait indépendante de cette réaction, et, tandis qu'avec la tuberculine ordinaire, on doit rechercher la réaction pour arriver à des effets curatifs, il faut, en se servant de TR, éviter cette réaction autant que faire se peut.

TR contient tous les facteurs immunisants des cultures de tuberculose : un sujet immunisé vis-à-vis de TR, même si l'on a évité les réactions au cours du traitement, par l'usage, au début, de très faibles doses, progressivement et prudemment accrues dans la suite, ne réagit plus vis-à-vis de doses élevées de tuberculine ordinaire ou de TO. Le sujet est, par suite, immunisé contre tous les éléments constitutifs du bacille.

Pour l'obtention d'un liquide TR actif, il ne faut utiliser que des cultures extrêmement virulentes. Les cultures peu virulentes ne fournissent que des préparations peu actives ou inactives. Les cultures devront être manipulées à l'état aussi jeune que possible et le dessèchement s'effectuera dans un dessiccateur où l'on l'on peut faire le vide. On n'y laissera pas séjourner la culture trop longtemps : on l'utilisera à peine arrivée à la dessiccation complète. Le liquide TR se conservera parfaitement par l'addition de 20 pour 100 de glycérine, quantité d'ailleurs insuffisante pour amener la formation d'un précipité dans la préparation.

Les injections de TR doivent être pratiquées comme celles de tuberculine ordinaire. Le liquide contient par centimètre cube 10 milligrammes, environ, de substance solide. On devra l'amener à la dose nécessaire à son utilisation, en le diluant au moyen de la solution de glycérine à 20 pour 100. On commencera par 1/500 de milligramme dose minima, dont l'emploi provoque très rarement une réaction. Si par hasard la réaction avait lieu, il faudrait diluer davantage encore. Les injections seront faites tous les deux jours, environ, et l'on augmentera lentement les doses, de façon à éviter, autant que possible, des ascensions thermiques supérieures à 1/2 degré. Si les injections déterminaient de l'hypothermie, il faudrait, avant de les reprendre, attendre qu'elle ait complètement disparu. Koch arrive ainsi à injecter 20 milligrammes et, lorsque à ce moment il ne se fait aucune réaction, il suspend le traitement durant un long intervalle.

Chez les lupeux comme chez les phtisiques, on ne verrait plus se produire de ces réactions violentes, locales et générales, signalées depuis l'emploi de la tuberculine. Dans aucun cas, au cours du traitement, on n'observerait d'accidents inquiétants, sous l'influence du remède. Presque tous les malades arriveraient à une notable augmentation de poids.

Mais ce qui frappe surtout, c'est l'examen des feuilles de température chez les phtisiques, qui présentent des oscillations quotidiennes d'un degré et plus; on verrait la courbe, auparavant en zigzag, s'aplanir progressivement jusqu'à passer au-dessous et très près de 37 degrés.

Koch estime que tous les résultats thérapeutiques que peuvent donner les cultures de tuberculose doivent être atteints avec TR, car il s'agit de cultures très virulentes, vivantes quelques instants auparavant et rendues solubles sans l'intervention de substances chimiques.

E. Tuberculines spéciales de Weyl, Vesely, Roux et Nocard.

Weyl a extrait des bacilles tuberculeux, au moyen d'une solution de soude caustique, une matière insoluble dans l'acide acétique, rangée par l'auteur parmi les mucines; mais elle ne forme pas une substance réductrice et elle contient du phosphore.

Elle possède une action toxique. Injectée au cobaye, dans le tissu conjonctif sous-cutané, elle détermine une nécrose étendue des téguments.

Vesely a essayé de modifier la lymphe brute de Koch en cherchant à conserver les substances curatives qu'elle renferme et à éliminer les matériaux nocifs. Son procédé diffère de ceux jusqu'ici employés, par une modification apportée à la composition du bouillon du culture (absence d'extrait de viande, addition d'une forte proportion de glycérine), dans le but d'obtenir une tuberculine le moins toxique.

Le produit obtenu, désigné par l'auteur sous le nom de tuberculine TL, provoque chez l'animal tuberculeux une réaction locale et générale, sans cependant déterminer les accidents toxiques graves consécutifs aux injections de lymphe de Koch.

Vesely a observé que, chez les animaux tuberculeux, l'élévation de la courbe thermique, résultat de l'injection de 20 centigrammes de lymphe peptonisée, est beaucoup plus considérable que celle consécutive à une injection cinq fois plus forte de la tuberculine TL, où l albumine fait totalement défaut et se trouve remplacée par la glycérine.

Roux et Nocard affirment avoir obtenu une tuberculine pour laquelle il n'existerait pas d'accoutumance, mais ils n'ont pas encore donné de renseignements sur le mode de préparation.

F. Tuberculine de Maragliano ayant servi à la préparation du sérum antituberculeux et Tuberculine aqueuse du même auteur.

Certaines tuberculines ont été préparées non plus en vue d'un usage thérapeutique direct, mais dans le but de renforcer la valeur remédiale du sérum d'animaux naturellement réfractaires aux atteintes du bacille de Koch.

E. Maragliano, professeur de clinique médicale à l'Université de Gênes, obtient, en effet, son sérum antituberculeux, bien connu depuis les communications faites, en août et octobre 1895, à Bordeaux, puis à Rome, en immunisant l'âne et le cheval, non pas avec des cultures vivantes, mais bien à l'aide de toxines extraites de cultures virulentes de tuberculose humaine, à l'aide de tuberculines.

Maragliano extrait, suivant deux procédés, toutes les toxines, sans exception, provenant de cultures capables de tuer le cobaye en quarante-huit heures.

Au double mode de préparation correspondent deux groupes distincts de subtances toxiques :

Groupe A. — On l'obtient par concentration de la culture, chauffée au bain-marie pendant trois-quatre jours, à la température de 100 degrés centigrades.

Groupe B. — On l'obtient en filtrant la culture sur porcelaine, à la température ambiante, puis par concentration dans le vide à une température qui ne doit jamais dépasser 30 degrés centigrades.

Le *produit A* renferme les toxines qui résistent aux températures élevées, les bactério-protéines contenues dans le corps des bacilles, tuberculines proprement dites.

Le *produit B* renferme les substances solubles secrétées par les bacilles, les toxalbumines, qu'une haute température détruirait, ainsi qu'une certaine proportion de protéines, les mêmes que celles du produit A. Il y a toujours, en effet, même dans les cultures fraîches, des cadavres de bacilles plus ou moins désagrégés.

Contrairement aux assertions de I. Straus et N. Gamaléia, suivant lesquelles il serait impossible d'extraire d'un bouillon de culture bien filtré une substance toxique capable de déterminer par inoculation les symptômes ou les lésions caractéristiques de l'infection tuberculeuse, Maragliano a pu se convaincre que les bouillons de culture filtrés à froid renferment divers principes dont les propriétés ne sont pas celles des protéines.

Ces substances, injectées au cobaye ou à l'homme tuberculeux, exercent une action sudorifique et hypothermisante. De fortes doses font mourir le cobaye dans le collapsus. Ces substances sont donc, sous le rapport de la thermogénèse, les antagonistes des bactério-protéines. En dépit de ces dernières, leur action peut se manifester, car il est bien évident qu'elles coexistent avec les protéines dans un même bouillon de culture filtrée.

Pour le démontrer, il suffit de porter à 100 degrés le bouillon de culture filtré : après chauffage, son pouvoir hypothermisant et sudorifique a complètement disparu, tandis que la tuberculine, ainsi délivrée de son antagoniste, produit sa réaction ordinaire. Prenons, dit Maragliano, trois cobayes infectés de tuberculose et ayant de la température, puis injectons au premier 1 centimètre cube de culture filtrée et concentrée à 30 degrés, au deuxième 1 centimètre cube du même bouillon filtré mais porté à 100 degrés, enfin au troisième 1 centimètre cube de tuberculine ordinaire. Nous pourrons bientôt constater de l'hypothermie chez le cobaye 1, de l'hyperthermie au contraire chez les cobayes 2 et 3. Le fait se vérifie aussi bien chez l'homme que chez l'animal. Si donc la même quantité d'une même culture filtrée, hypothermisante à froid, devient hyperthermisante après chauffage à 100 degrés, c'est qu'il existe bien, dans cette culture filtrée, deux groupes de substances antagonistes.

Il va sans dire que si le principe hypothermisant et sudorifique pouvait être isolé, il manifesterait son action d'une manière autrement nette et caractéristique. Maragliano n'est pas encore parvenu à l'isoler. Toutes les cultures ne fournissent pas une égale quantité de substance active. Comme d'ailleurs, il est essentiel de pouvoir injecter aux animaux un produit d'activité constante et déterminée, Maragliano a dû, en effectuant de la manière convenable des variations dans le degré de concentration, ramener les liquides A et B à l'unité de valeur toxique.

L'unité choisie est celle capable de tuer cent fois son poids de cobaye sain. Les liquides A et B sont toujours réduits à 100 unités par centimètre cube.

Maragliano, avant d'utiliser sa préparation pour l'immunisation des animaux, s'est soigneusement assuré que ce sont uniquement les produits d'origine bacillaire qui sont toxiques dans A et B : ayant porté une certaine quantité du bouillon de culture au maximum de concentration, puis l'ayant injecté seul à des cobayes, il n'obtint aucun résultat positif.

Maragliano immunise les animaux qui lui fourniront le sérum, en leur pratiquant des injections composées de trois parties du liquide A pour une partie de B. Il débute habituellement par la dose de 2 milligrammes, progressivement accrue jusqu'à 40 et 50 milligrammes par kilogramme d'animal, en augmentant chaque jour de un milligramme.

E. Maragliano, a présenté, le 23 janvier de cette année, à la Société de biologie de Paris, le résultat de ses recherches pour la préparation d'une *tuberculine aqueuse*.

Elle s'obtient en filtrant la culture virulente en bouillon glycériné et peptonisé, de manière à débarrasser les bacilles de toute trace de glycérine. Après cette opération, on les mélange à une quantité d'eau distillée égale au volume du bouillon passé au filtre, et l'on maintient le liquide, pendant quarante-huit heures, à une température de 95 à 100 degrés. Au fur et à mesure que l'eau s'évapore, on en ajoute. Puis après les quarante-huit heures, on évapore jusqu'à réduction au dixième du volume primitif. On filtre et l'on a un liquide brun foncé, de réaction alcaline qui posséderait le même pouvoir toxique que l'extrait glycériné ou vieille tuberculine de Koch.

Les substances toxiques renfermées dans la tuberculine aqueuse dérivent évidemment du protoplasme des bacilles; ceux-ci, après deux ou trois jours d'ébullition, sont à peu près complètement détruits, et, sur le filtre, il est bien rare d'en trouver quelques-uns encore intacts.

Le précipité obtenu par l'alcool, selon le procédé de Koch, ou l'extrait sec obtenu par évaporation dans le vide sont plus toxiques que l'extrait aqueux.

Injecté au cobaye sain ou tuberculeux, celui-ci produit une élévation de température de 2 ou 3 degrés. La courbe thermique baisse ensuite jusqu'à l'hypothermie, si la dose injectée est mortelle. Si la quantité injectée est très massive, l'hypothermie est immédiate. Au point d'inoculation, on n'observe jamais de phénomènes inflammatoires.

La *tuberculine aqueuse* constitue, d'après Maragliano, le meilleur produit pour les expériences de laboratoire et particulièrement pour contrôler la valeur antitoxique des sérums.

G. Tuberculine spéciale de Schweinitz et Dorset.

Les modifications apportées à la préparation de la tuberculine dans l'espace de huit ans sont loin de se limiter aux différents travaux que nous venons de passer en revue. L'ingéniosité des savants a soumis encore les cultures de tuberculose à de nombreuses manipulations pour la découverte directe ou indirecte d'un agent curateur de la phtisie.

Dans le *Centralblatt für backter. Parasit,* 1897, Schweinitz et Dorset donnent les résultats de deux années de recherches.

Ces auteurs sont parvenus à isoler d'un bouillon de culture modifié un corps cristallin, jaunâtre, de réaction acide, aisément soluble dans l'éther, l'alcool et l'eau, d'où l'on peut ensuite l'extraire à nouveau, sous forme de cristaux prismatiques. Ce corps est inactif au polarimètre. Il ne précipite ni par le nitrate d'argent, ni par le chlorure de platine, ni par la baryte. Sa formule chimique: $C^7 H^{10} O^4$ est identique à celle de l'acide tératonique de la série des acides gras.

Le bouillon utilisé par Schweinitz et Dorset contient, entre autres substances, du phosphate acide de potasse, du phosphate d'ammoniaque, de l'asparagine, de la glycérine. C'est un liquide qui devient jaune citrin, comme l'urine, à mesure que la culture se développe. Cette coloration ne se produit pas lorsque le bouillon, abandonné à lui-même, n'est pas ensemencé.

Injectée au cobaye, la substance isolée détermine de

l'hypothermie, l'accélération du rythme respiratoire, parfois de la dyspnée, de la rigidité, du tremblement et des secousses tétaniques.

Au point d'inoculation, on peut voir une tuméfaction considérable et, tout autour, le tissu musculaire paraît avoir été cautérisé.

Si au lieu de pratiquer les injections dans le tissu conjonctif sous-cutané, on les fait dans la glande hépatique, on observe de même des phénomènes de nécrose, des zones nécrosées superficielles, d'étendue variable, accompagnées parfois de leucocytose locale. Coloration brune du foie. Tuméfaction inflammatoire de la vésicule. Quelquefois congestion pulmonaire. Rien de particulier du côté des autres viscères.

Les expériences de Schweinitz et Dorset ont été faites sur le cobaye.

L'injection dans le sang de la substance isolée n'a pu être pratiquée, à cause des combinaisons qu'elle contracte avec les matières albuminoïdes.

Cette substance se montre hypothermisante, indifféremment chez l'animal sain ou tuberculeux. Les auteurs se sont alors efforcés d'obtenir du même milieu, une matière capable au contraire d'élever la température. A cet effet, en filtrant les cultures à froid, en les soumettant à plusieurs lavages à l'eau froide, puis en reprenant les bacilles par l'eau chaude, Schweinitz et Dorset ont extrait une substance albuminoïde qui, injectée au cobaye, donne exactement les réactions de la tuberculine.

La tuberculine de Schweinitz et Dorset détermine une réaction qui se maintient pendant quatre à cinq heures alors qu'avec la tuberculine ordinaire, la réaction cessé au bout de deux heures environ.

H. Tuberculine spéciale de Behring.

Tout récemment, au Congrès de médecine tenu à Madrid, du 10 au 16 avril, le professeur BEHRING, de Marbourg, a fait un compte-rendu de ses derniers travaux sur la toxine tuberculeuse.

Après différentes considérations sur cette toxine et son antitoxine, Behring s'exprime ainsi: « Les bacilles tuberculeux contiennent une série de corps différents. Avec une solution de soude, on peut en extraire, à côté d'une certaine quantité de toxine spécifique, une sorte de mucine. Traités par l'éther, le chloroforme et le sulfure de carbone, ils donnent plusieurs corps gras qui représentent jusqu'à 40 pour 100 du poids total des bacilles désséchés. Après l'élimination de ces corps, les bacilles tuberculeux sont plus toxiques qu'en leur présence, et quant à la mucine et aux corps gras du bacille de Koch, je puis affirmer, d'après mes expériences, qu'ils n'ont rien à faire avec la toxine spécifique. Mais, même débarrassés de la mucine et des corps gras, les bacilles tuberculeux contiennent, sans doute, encore une grande quantité de lest spécifique.

« Si l'on soumet les cultures de tuberculose aviaire à la température de 150 degrés, on obtient, après avoir dégraissé, puis traité les bacilles finement broyés par l'eau glycérinée, des corps albumineux insolubles. En profitant de la différence des poids spécifiques, on sépare par la centrifugation une toxine qui renferme, dans 1 gramme, vingt fois plus de substance spécifique que le bacille dégraissé du début. Ce fait prouve que la toxine tuberculeuse n'est point représentée par la masse totale du bacille tuberculeux dépourvu d'eau. Je me figure que la toxine spécifique est logée dans une charpente de soutien, qui, elle-même, est encore entourée d'une membrane renfermant de la graisse et de la mucine. »

La spécificité de cette toxine serait prouvée par son action sur le cobaye. Il existe, en effet, un rapport constant entre la dose de bacille mortelle pour un cobaye sain et celle qui est mortelle pour l'animal tuberculeux. Or, ce rapport serait maintenu avec la toxine isolée par Behring.

Ce fait d'obtenir le même résultat avec les deux substances est une preuve évidente de l'identité de leur nature.

CHAPITRE IV

PHARMACOLOGIE ET PHARMACODYNAMIE DE L'OXYTUBERCULINE DE HIRSCHFELDER

Nous nous sommes plus particulièrement arrêté à l'étude d'un produit nouveau, l'oxytuberculine du Dr J.-O. Hirschfelder, de San Francisco. Aussi lui destinions nous dans notre travail une place à part et l'avons-nous détachée du précédent chapitre.

Nous ferons suivre les données de l'auteur sur cette substance, de l'exposé des recherches expérimentales que nous avons conduites au laboratoire de notre maître, le professeur Arloing, en collaboration constante avec le Dr Guinard.

L'oxytuberculine de Hirschfelder est connue depuis seulement février 1896.

Si une toxine, écrit l'auteur, se transforme en antitoxine dans l'économie, c'est qu'elle y subit des phénomènes d'oxydation.

« En 1864, dit-il, Spencer Vells ayant, à la suite d'une erreur de diagnostic, pratiqué la laparotomie dans un cas de péritonite tuberculeuse, on put voir, contrairement à toute attente, le processus tuberculeux local et général rétrocéder et le malade guérir. C'est une hypothèse fort admissible que l'accès de l'air dans la cavité péritonéale, ayant oxydé la tuberculine présente au niveau des lésions tuberculeuses, ait été le facteur réel de la guérison.

« Le symptôme le plus remarquable consécutif à l'inoculation d'une toxine, n'est-ce pas cette hyperthermie accompagnée d'un accroissement des oxydations, qui nous montre bien la nature luttant de tout son pouvoir pour transformer, par ce processus, la substance vénéneuse en son antidote ? »

Le problème serait, pour Hirschfelder, de trouver un moyen d'oxyder *in vitro* la tuberculine, sans en altérer les propriétés.

Or, il fut amené, au cours de ses expériences, à remarquer que, si le peroxyde d'hydrogène est bien un agent d'oxydation de premier ordre, il ne détermine pas aussi facilement qu'on pourrait le croire la décomposition des liquides organiques au contact desquels on le met. Si l'on additionne, par exemple, la tuberculine de peroxyde d'hydrogène à froid, et si, après avoir laissé au mélange le temps de s'effectuer complètement, on l'injecte à un animal tuberculeux, la réaction produite est la même qu'avec la tuberculine. On évitera, au contraire, cette réaction aussi dangereuse qu'inutile si l'on a soin de chauffer le mélange pendant cent vingt heures environ.

Nous placerons ici une observation. N'aurait-il pas été préférable, étant donné le but recherché par l'auteur, à savoir l'oxydation de la tuberculine, de soumettre cette substance à l'action de l'oxygène sous pression? Car, après traitement par l'eau oxygénée, nous pensons que la quantité d'oxygène incorporée au liquide doit être négligeable. Chacun sait, en effet, la grande instabilité du peroxyde d'hydrogène et l'étonnante facilité avec laquelle il se décompose, dès qu'il se trouve en contact avec la moindre parcelle de matière organique.

Hirschfelder emploie pour la préparation de l'oxytuberculine des cultures très virulentes de bacilles de Koch, en bouillon de veau glycériné (4 pour 100), peptonisé (1 pour 100) et additionné de chlorure de sodium (1/2 pour 100). Il ajoute à chaque litre de bouillon stérilisé 3 centimètres cubes d'une solution normale de carbonate de soude. Dans un semblable milieu, la germination du virus s'effectue si rapidement, qu'en trois semaines la surface du liquide est totalement recouverte par la culture. Celle-ci, injectée aux cobayes, les tue en moins de vingt jours, et les organes, à l'autopsie, sont criblés de granulations.

Une certaine quantité mesurée de cette culture est versée dans un récipient où l'on ajoute du peroxyde d'hydrogène dans la proportion de 1/10. Le flacon bouché au coton est placé dans un stérilisateur à 100 degrés centigrades. Puis, chaque douze heures, on verse une quantité de peroxyde d'hydrogène exactement égale à celle ajoutée au début, et cela successivement à dix reprises différentes, de sorte que la quantité totale d'eau oxygénée employée est égale à la quantité de bouillon primitivement versée. On continue le chauffage pendant douze heures encore, cent vingt heures en tout.

Le produit est fortement acide et très foncé; il est rendu alcalin par addition de soude caustique; on lui ajoute 5 pour 100 d'acide borique, afin d'assurer sa parfaite conservation, puis on le filtre. L'oxytuberculine se trouve ainsi prête pour l'usage.

On emploie l'oxytuberculine à la dose quotidienne de 5 centimètres cubes au début, puis on augmente d'autant tous les trois jours, jusqu'à atteindre la dose, habituellement suffisante, de 20 centimètres cubes en injection hypodermique. Le liquide injecté, rapidement absorbé, ne produit aucun trouble local. Il ne détermine pas non plus de réaction générale bruyante, sans pour cela demeurer inactif.

En peu de jours, en effet, la fièvre et l'expectoration diminuent chez les malades dont la physionomie s'améliore d'une manière frappante ; l'appétit revient et les forces avec lui. Ces effets sont particulièrement manifestes dans les cas traités de bonne heure, alors que la fièvre est un symptôme presque négligeable. Lorsqu'il existe une légère hyperthermie, la courbe thermique baisse rapidement sous l'influence des injections, pour devenir absolument normale.

En même temps l'infiltration des sommets disparait graduellement, si bien qu'à la fin du traitement l'examen le plus minutieux ne saurait révéler le moindre signe pathologique. L'état bacillaire des crachats diminue en quelques jours et, dans certains cas, l'expectoration devient tout à fait exempte de germes. Longtemps après le traitement, les sujets continuent à se bien porter.

La valeur thérapeutique du remède s'est affirmée d'une façon particulièrement nette à l'occasion d'une ulcération de nature tuberculeuse siégeant au dos de la main. D'abord inutilement traitée par les moyens chirurgicaux ordinaires, la lésion fut ensuite soumise aux injections locales d'oxytuberculine : la cicatrisation du mal ne se fit pas attendre.

Hirschfelder cite le cas d'un chien auquel on inocula, sous la peau du dos, une culture pure et virulente de bacilles de Koch.

Rapidement de nombreux nodules tuberculeux se développèrent et l'on put recueillir par biopsie un placard de tissu infecté que l'on conserva. L'animal fut alors soumis à des injections quotidiennes d'oxytuberculine. Elles aboutirent en quelques jours à la cicatrisation des ulcères spécifiques et à la disparition complète de tous les symptômes morbides.

Le rapport d'une Commission d'étude sur l'oxytuberculine, publié dans *The Lancet*, 15 janvier 1898, semble confirmer l'action attribuée par Hirschfelder à son médicament.

Les conclusions de ce rapport sont les suivantes :

1° L'oxytuberculine empêche la croissance du bacille tuberculeux ;

2° Une valeur thérapeutique réelle de l'oxytuberculine ressort des cas traités ;

3° Elle ne produit aucun effet dangereux.

L'auteur présente en conséquence son remède comme possédant une action thérapeutique indiscutable dans les cas de tuberculose au début, ou même moyennement avancée. Bien moins actif, sans doute, est le traitement chez les sujets arrivés au dernier stade de la maladie : chez plusieurs d'entre eux cependant, l'oxytuberculine produit une véritable amélioration.

De quelle façon maintenant agit le remède dans l'économie des malades ?

Ce doit être plutôt par une action spécifique exercée sur le virus tuberculeux que par simple effet antiseptique général : si, en effet, après avoir mélangé d'égales quantités d'oxytuberculine et d'un bouillon de veau glycériné, peptonisé et alcalinisé, on cherchait à ensemencer dans un semblable liquide le bacille de Koch, on n'y parviendrait pas, au lieu que, dans le même mélange, d'autres germes accuseraient rapidement une croissance vigoureuse.

Nous nous sommes appliqué à rapporter fidèlement tous les renseignements fournis par Hirschfelder sur sa méthode.

Contrairement à la tuberculine de Koch qui, pour être efficace, doit donner lieu à une réaction parfois dangereuse, l'oxytuberculine exercerait donc une heureuse influence sur l'organisme malade, sans provoquer la moindre réaction locale ni générale.

Nous avons voulu contrôler ces assertions de l'auteur, nous avons expérimenté sur différents animaux sains et tuberculeux, dans le but d'apprécier les variations de la thermogénèse et des grandes fonctions sous l'influence des injections.

EXPÉRIENCE I

Nous avons recherché dans cette expérience si l'oxytuberculine exerçait une action sur la marche de la température chez l'animal sain.

Le 21 mars 1898 on prend un lot de 3 lapins sains.

Lapin I, marqué 1 coche sur le nez. Poids = 2 kg. 500.

Lapin II, 2 coches sur le nez. Poids = 2 kg. 450.

Lapin III, 3 coches sur le nez. Poids = 3 kg. 320.

Pendant toute la durée de l'expérience, on prend régulièrement les températures trois fois par jour : 9 h. 1/2 du matin, 1 heure et 5 heures du soir.

Le 21 et le 22 mars, les sujets sont mis en observation. Rien d'anormal.

Le 23, à 9 heures du matin, première injection de 4 centimètres cubes d'oxytuberculine, poussée dans le tissu cellulaire sous-cutané abdominal.

Le 24, à la même heure, nouvelle injection de 5 centimètres cubes.

On cesse les observations thermométriques le 26 au soir.

Immédiatement après les injections, on n'observe aucun phénomène inflammatoire local. Les animaux ne semblent nullement indisposés; résorption rapide du liquide injecté.

Les 25, 26 et jours suivants, pas de diminution de l'appétit, pas de diarrhée, pas de diminution du poids.

Voici les tableaux de température :

Jours	Heures	SUJETS		
		Lapin I	Lapin II	Lapin III
21 Mars	9 h. 1/2	39°8	39°4	39°8
—	1 h.	39,3	39,5	40,4
—	5 h.	39,4	39,8	39,1
22 Mars	9 h. 1/2	39,8	39,7	39,3
—	1 h.	39,8	39,7	39,2
—	5 h.	39,8	39,6	39,8
23 Mars Inject. 4 c. c.	9 h. 1/2	39,4	39,2	38,7
—	1 h.	39,7	40,1	39,5
—	5 h.	39,4	40,	39,5
24 Mars Inject. 5 c. c.	9 h. 1/2	39,1	39,4	38,6
—	1 h.	39,7	39,8	39,1
—	5 h.	39,8	39,4	39,1
25 Mars	9 h. 1/2	39,3	39,5	39,7
—	1 h.	39,6	39,4	39,3
—	5 h.	39,0	39,3	39,5
26 Mars	9 h. 1/2	39,6	39,4	39,3
—	1 h.	39,7	39,5	39,
—	5 h.	39,5	39,7	39,2

Le 4 avril, mort du lapin III.

Autopsie : lésions tuberculeuses disséminées dans les poumons, le foie, la rate; tuméfaction des ganglions inguinaux; péritonite purulente consécutive sans doute à une vieille métrite (?)

Le 8 avril, au matin, mort du lapin II.

Autopsie : lésions tuberculeuses disséminées.

Le 14 avril, on sacrifie le lapin I. A l'autopsie, on ne trouve rien dans le poumon, le foie, la rate, les ganglions inguinaux.

En instituant l'expérience, nous avions cru nous adresser à trois sujets sains. Rien en effet chez les lapins II et III, révélés manifestement tuberculeux à l'autopsie, ne le laissait présumer.

Remarquons que le 23 mars, le lapin II, 4 heures après l'injection de 4 centimètres cubes, présente une température de 40°1. L'hyperthermie légère se maintient dans la soirée; 39°4 le lendemain. La seconde injection ne fait pas varier la température.

Le lapin III, une demi-heure après l'injection de 4 centimètres cubes, offre un abaissement de la température (38°7). Elle remonte dans la soirée à 39°5, pour s'abaisser à nouveau le lendemain après la seconde injection (38°6).

Doit-on rapprocher ces légères variations thermiques des lésions tuberculeuses que présentaient ces deux animaux ? L'expérience III nous fixera sur ce point.

Le lapin I, révélé à l'autopsie indemne de toute lésion pathologique, a été si peu influencé que notre conclusion est négative quant aux variations thermiques chez l'animal sain.

EXPÉRIENCE II

Nous avons institué cette nouvelle expérience pour nous convaincre que réellement l'oxytuberculine, en injection hypodermique, ne détermine aucune réaction thermique chez l'animal sain. L'animal auquel nous nous sommes adressé cette fois-ci était une génisse du poids de 67 kilogrammes.

Le 20 mars 1898, on met l'animal en observation. Sa température est prise à midi et demie, puis à 6 heures du soir.

Le 21 mars on reprend la température à 8 heures du matin, à midi et demi et 5 à 6 heures. Rien d'anormal. Le même jour, à 8 h. 1/2. on lui injecte, dans le tissu conjonctif sous-cutané 8 centimètres cubes d'oxytuberculine.

Aussitôt après l'injection, aucun trouble inflammatoire local n'est observé.

L'animal ne paraît nullement incommodé. Le thermomètre placé à 8 h. 3/4 marque 37°5 : deux heures avant l'injection, la température du sujet était de 38°6.

Cette hypothermie légère se maintient jusqu'au lendemain 22, à 6 heures du matin, où la température est encore de 37°5.

Mais à 7 h. 1/2, elle remonte à 38°4. On note à partir de ce moment les températures d'heure en heure jusqu'à 1 h. 1/2 de l'après-midi : elles sont très normales. L'animal est sacrifié dans la soirée même. Il était parfaitement sain.

Ci-joint le tableau des températures :

Jours	Heures	Température
20 mars	12 h. 1/2	38°2
—	8 h. s.	39,
21 mars	8 h.	38,5
—	12 h. 1/2	39,6
—	6 h.	38,6
—	8 h. 1/2 (inject.)	
—	8 h. 3/4	37,5
22 mars	6 h. m.	37,5
—	7 h. 1/2	38,4
—	8 h. 1/4	37,7
—	9 h. 1/2	38,1
—	10 h. 1/2	37,9
—	11 h. 1/2	38,3
—	1 h. 1/2	38,2

Ainsi, pas plus chez la génisse saine que chez le lapin sain, l'oxytuberculine n'a exercé d'influence appréciable sur la marche de la température.

EXPÉRIENCE III

Renseigné sur l'inactivité thermogénétique des injections d'oxytuberculine chez l'animal sain, nous étions désireux de connaître si le même produit se comporte différemment lorsqu'on l'injecte au sujet tuberculeux.

Le 27 mars 1898, on prend un lapin inoculé de tuberculose plusieurs jours auparavant et on le met en observation. Pendant toute la durée de l'expérience on prend les températures trois fois par jour : à 9 heures du matin, à 1 heure et à 5 heures du soir.

Le 27 et le 28, on observe, on note le degré thermométrique sans rien injecter encore.

Le 29, à 9 heures du matin, on injecte sous la peau du ventre une première dose de 4 centimètres cubes d'oxytuberculine.

Le 30, à la même heure, seconde dose de 5 centimètres cubes.

Consécutivement aux injections, pas de trouble local ; résorption rapide du liquide; l'animal n'a rien changé de son allure primitive; aucune réaction thermique. Les deux jours suivants, pas de modifications de la température.

Tableau des températures :

Jours	Heures	Températures
27 mars	9 h. m.	40°7
—	1 h. s.	40,3
—	5 h. s.	40,1
28 mars	9 h.	40°
—	1 h.	39,7
—	5 h.	40,2
29 mars	9 h.	40°

Jours	Heures	Températures
—	—	—
—	1 h.	40,7
—	5 h.	40,5
30 mars	9 h.	41,1
—	1 h.	40,6
—	5 h.	40,4
31 mars	9 h.	40,1
—	1 h.	40°
—	5 h.	39,3
1er avril	9 h.	40,4
—	1 h.	40,5
—	5 h.	40,1

On peut voir par nos tableaux que les injections d'oxytuberculine ne déterminent pas davantage de réaction thermique chez le sujet tuberculeux que chez l'animal sain.

EXPÉRIENCE IV

(En collaboration avec le Dr Guinard).

Nous avons voulu constater, en instituant cette expérience, l'influence que peut exercer l'oxytuberculine sur les grandes fonctions chez l'animal sain.

Nous avons poursuivi ces recherches pendant un temps suffisamment long pour ne laisser échapper aucune modification tardive.

Le 14 mars 1898, on prend un chien de 10 kilogrammes. Bonne santé. Température = 38°8.

On inscrit (2 heures de l'après-midi) l'état normal de la respiration, du pouls, de la pression carotidienne, ce qui donne (voy. tracé I) :

Respiration = 18 mouvements par minute.

Pouls = 96.

Valeur pression carotidienne = 150 millimètres.

A 3 h. 33, on injecte dans la veine jugulaire 1 centimètre cube d'oxytuberculine. Cette injection est faite depuis une minute et demie: elle ne semble pas avoir produit le moindre changement dans les fonctions étudiées, lorsqu'on détache le tracé (voy. tracé II) qui démontre le peu d'action de l'oxytuberculine introduite dans le sang.

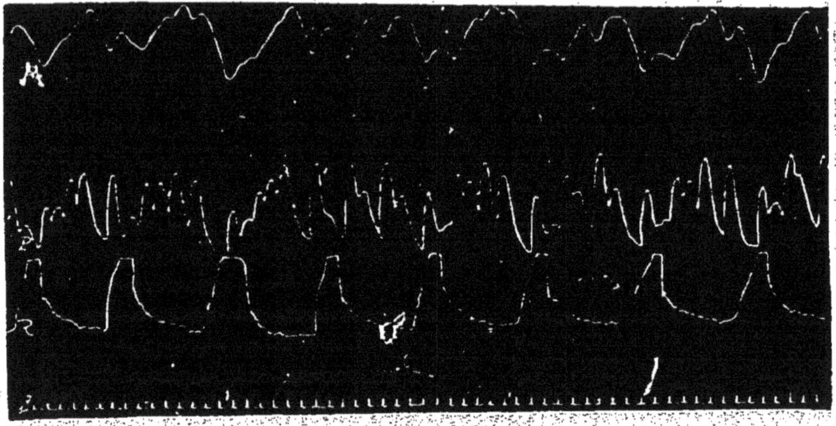

Tracé I. (14 mars). — État normal des grandes fonctions chez le chien de 19 kilogrammes (S : secondes. R : respiration enregistrée avec le pneumographe direct. P : pouls. M: pression.)
(1/3 de grandeur naturelle).

Sur ce tracé, en effet, on compte encore :

Respiration = 18 mouvements par minute.

Pouls = 90.

Valeur pression Carotidienne = 159 millimètres.

A 3 h. 40, en présence de l'état stationnaire, on injecte à nouveau 2 centimètres cubes qui sont aussi inefficaces que la première dose administrée : à 4. 10, le tracé ne présente pas la moindre modification. Ce que voyant, on se décide à injecter une dose plus élevée ; 5 centimètres cubes sont alors poussés dans la jugulaire et, au moment de cette injection qui a duré vingt-cinq secondes, on ne constate encore aucun trouble.

A 4 h. 22, même état. La respiration, le pouls et la pression n'ont pas varié. On procède alors à une nouvelle injection de 10 centimètres cubes. Toujours rien, immédiatement après l'injection.

Tracé II (14 mars). — État des grandes fonctions chez le chien de 19 kilogrammes une minute et demie après l'injection *in* jugulaire de 1 centimètre cube d'oxytuberculine.
(1/3 de grandeur naturelle).

A 4 h. 50, en présence du résultat négatif, on injecte encore 12 centimètres cubes d'oxytuberculine; puis à 4 h. 55 on complète la dose par 8 centimètres cubes, ce qui porte la quantité reçue par l'animal à 2 centimètres cubes par kilogramme. Encore aucun effet immédiat. Les mouvements respiratoires ont seulement un peu plus d'amplitude, ce qui, d'ailleurs, peut tenir à toute autre cause qu'à l'injection. Le chien se plaint fréquemment. La pression se maintient toujours très bien; elle semble même s'être élevée un peu = 162 millimètres.

Contrairement à ce que produisent d'habitude les toxines microbiennes, l'oxytuberculine n'a déterminé aucun trouble vasomoteur.

A 5 h. 30, on prend la température du sujet = 37°6. On se souvient qu'elle était au début de l'expérience de 38°8; cette hypothermie paraît plutôt le résultat de l'immobilisation prolongée du chien, en expérience depuis trois heures et demie.

Afin de ne laisser passer inaperçue aucune modification lointaine qui pourrait se produire à la suite d'une incubation analogue à celle signalée avec la toxine diphtérique, la pneumo-bacilline, la

Tracé III (14 mars). — État des grandes fonctions chez le chien, 2 h. 25 après le début de l'expérience; quantité d'oxytuberculine injectée = 33 centimètres cubes.

(1/3 de grandeur naturelle).

malléine..., nous avons continué l'expérience aussi longtemps que possible, mais toujours avec le même insuccès.

A 5 h. 55, on arrête l'expérience, soit 2 h. 25 après la première injection. Voici l'état des fonctions à ce moment-là (voy. tracé III).

Respiration = irrégulière ; l'animal s'impatiente, se plaint fréquemment, néanmoins on compte encore 18 à 22 mouvements respiratoires par minute.

Pouls = 90 à 96.

Valeur pression carotidienne = oscille entre 159 et 164 millimètres.

Il faut ajouter que pendant toute la durée de l'expérience, l'animal n'a rien présenté de particulier en dehors de certains mouvements de défense contre l'inertie forcée. Pas de nausées, de vomissements, de diarrhée; rien, en somme de ce qui caractérise d'ordinaire l'empoisonnement par les toxines microbiennes.

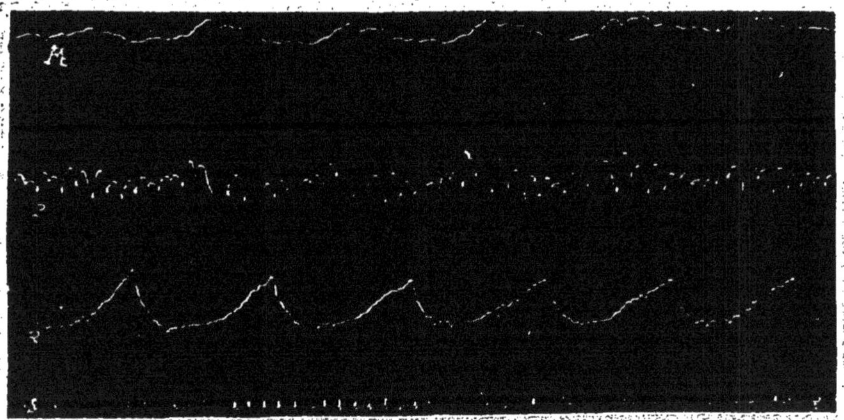

TRACÉ IV (14 mars). — État des grandes fonctions du chien observé le 14 mars, 48 heures après l'expérience.
(1/3 de grandeur naturelle).

Le chien, mis à terre, a été observé pendant toute la soirée; rien d'anormal.

Le 15 mars, l'animal parait seulement un peu triste, conséquence probable du traumatisme de la veille. Il ne présente toujours aucun symptôme d'intoxication.

Le 16 mars à 3 heures, soit quarante-huit heures environ après l'expérience décrite plus haut, nous retrouvons notre chien dans des conditions aussi satisfaisantes que possible. La plaie qu'il a au cou semble le faire souffrir.

Désireux cependant d'être définitivement fixé sur l'absence de troubles éloignés, on prend une dernière fois l'état de la respiration, du pouls et de la pression. Le tracé montre (voy. tracé IV) :

Respiration = 12 à 16 par minute.

Pouls = 126.

Valeur pression carotidienne = se maintient sans grandes variations autour de 160 millimètres.

L'expérience IV démontre donc que l'oxytuberculine injectée dans la veine jugulaire se comporte comme une substance très anodine.

EXPÉRIENCE V

(En collaboration avec le Dr Guinard.)

Le but poursuivi dans cette expérience est de voir si le passage de l'oxytuberculine à travers le foie pourra renforcer son action et produire les effets qui font défaut lorsqu'on l'introduit par une veine appartenant à tout autre système.

Nous voulions constater si, pour cette substance, il se produirait un renforcement de toxicité analogue à celui observé pour d'autres poisons bactériens, tels que pneumobacilline, toxine diphtérique, malléine (Teissier et Guinard).

Le 14 avril, à 11 heures du matin, on prend un chien de 11 kilogrammes et on lui injecte dans la veine mésentérique 20 centimètres cubes d'oxytuberculine.

Au moment de l'injection on n'observe aucun phénomène anormal.

A midi on quitte le Laboratoire, l'animal n'a encore rien présenté de spécial.

A 2 heures, on constate que le chien a eu trois vomissements et une selle diarrhéique; le sujet paraît triste.

A 5 h. 1/2, on prend un tracé de la respiration, du pouls et de la pression. La lecture du tracé donne (voy. tracé V) :

Respiration = 18 à 20 par minute.

Tracé V (14 avril). — État des grandes fonctions chez un chien de 11 kilogrammes, 6 heures après l'injection de 20 centimètres cubes d'oxytuberculine dans le système porte.

(1/3 de grandeur naturelle).

Pouls = 114.

Valeur pression carotidienne. = 168 millimètres.

Les mouvements respiratoires sont normaux, le pouls est bon, fort, et la courbe manométrique n'a pas subi de variation notable.

Il ressort de cette expérience que l'innocuité de l'oxytuberculine n'a pas été modifiée par son passage à travers la glande hépatique.

Malgré les vomissements et la diarrhée observés, qui traduisent sans doute un mouvement d'intoxication très limité, nous concluons de cette expérience comme des précédentes, que l'oxytuberculine ne provoque de la part de l'organisme aucune réaction locale ou générale appréciable.

TABLE DES MATIÈRES

Lyon. — Imp. Pitrat Aîné, A. Rey Successeur, 4, rue Gentil - 17872

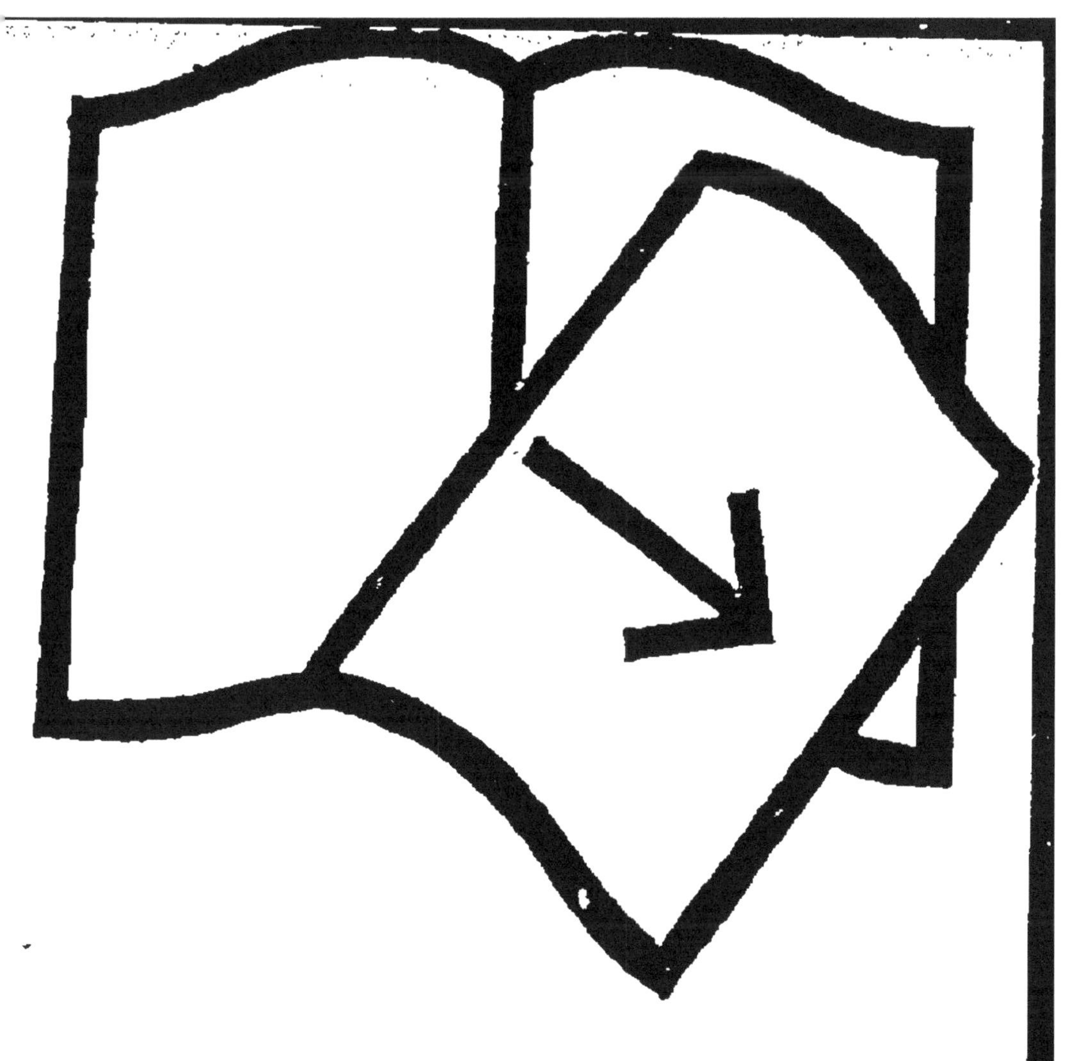

Documents manquants (pages, cahiers...)

NF Z 43-120-13

www.ingramcontent.com/pod-product-compliance
Ingram Content Group UK Ltd.
Pitfield, Milton Keynes, MK11 3LW, UK
UKHW021222230726
13926UKWH00003B/1177